KB218755

음식은 어떻게
우리 몸을 바꾸는가

음식은 어떻게 우리 몸을 바꾸는가

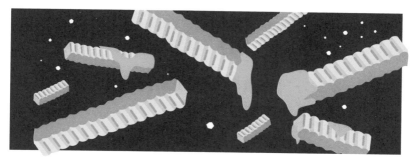

지속가능한 건강을 위한 **우리 몸과 음식의 과학**

앤드루 젠킨슨 지음 | 표미영 옮김

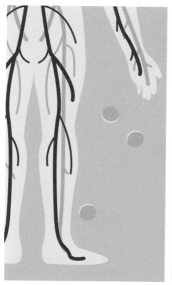

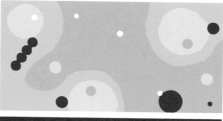

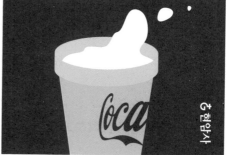

현암사

목차

3부 — 균형

어떻게 맛있는 음식을 건강하게 먹을까?

신연료

자동차에 휘발유 대신 사용할 수 있는 신연료가 개발되었다고 상상해보자. 신연료는 휘발유보다 훨씬 저렴하고 성능도 휘발유 못지않다. 유일한 단점은 휘발유만큼 오래가지 않는다는 점이다. 그러나 연료를 더 자주 넣어야 함에도 마일당 비용 효율은 훨씬 더 높다. 신연료는 즉시 인기를 얻는다.

신연료가 워낙 저렴해서 생산자는 구매자에게 추가로 보상을 제공할 수 있다. 연료를 채울 때마다 차주가 행복해할 만한 작은 선물을 준다. 아울러 신연료 회사는 교묘한 광고로 신연료의 다른 장점들을 제시한다. 광고가 효과를 발휘하고, 사용자들은 차에 연료를 넣으면서 기분이 좋아진다.

광고 캠페인은 연료를 보충할 때 만족스러운 느낌을 줄 뿐만 아니라 연료를 더 자주 채우는 일을 일상처럼 느끼게 만든다. 광고 게시

판과 TV 광고는 행복하고 멋진 사람들이 매일 연료 충전소에 들르고 그럴 때 기분이 좋아지는 장면을 내보내 운전자들의 행동을 변화시킨다. 일주일에 한 번쯤 휘발유를 넣는 일이 이제는 평범하게 여겨지지 않고, 저렴한 신연료를 매일 넣는 일이 일상이 된다. 편의를 위해 몇 마일마다 신연료 충전소가 있고, 현대식 고압 펌프를 사용해 순식간에 연료 탱크를 채울 수 있다.

신연료를 더 많이 넣을 수 있도록 차를 개조하라고 권하는 회사도 있다. 자동차 외부에 더 큰 연료 탱크를 매달면 문과 트렁크 부피가 늘어나 운전하기에 더 위험하고 속도도 느려지지만, 그럼에도 개조가 인기를 끈다. 불과 몇 년 사이에 길에 다니는 자동차 중 3분의 1이 개조되면서 상대적으로 일반 자동차가 작아 보인다. 그렇게 신연료 사용을 권장하고, 안전하다며 안심시키고, 우리의 주유 습관을 바꾸고, 차에 대형 연료 탱크를 달도록 유도한다. 신연료뿐 아니라 관련된 산업 전체가 부상한다.

하지만 자동차 보닛을 열어 내부 상태를 들여다보면 그 차는 결코 신연료로 주행하도록 설계되지 않았음을 깨달을 것이다. 신연료가 엔진에 손상을 입혀 엔진 힘이 약해지고 엔진 작동에 신연료가 훨씬 더 많이 필요하다는 사실을 알게 될 것이다. 탱크에서 새어 나온 신연료가 차체로 들어가 부식과 녹을 가속화하고 결국 자동차는 조기에 노후된다. 뿐만 아니라 연료 게이지에는 대형 저장 탱크가 늘 거의 비어 있는 것처럼 나타난다. 몇 년 사용하고 나면 엔진이 털털거리고 불규칙하게 작동한다. 새로 단 대형 연료 탱크는 자동차를 불안정하고 위험한 상태로 만들어 결국 자동차 수명이 짧아진다.

새로운 식품

자동차처럼 인간도 생존하고 움직이려면 연료가 필요하다. 음식 형태로 된 연료다. 지난 몇십 년 동안 새로운 유형의 식품들이 등장했다. 주로 설탕, 밀 같은 정제 탄수화물, 식물성 유지, 인공 향미료와 색소로 만들어진 가공식품이 우리가 이용할 수 있는 영양학적 선택지를 지배하고 있다. 이 식품은 공장에서 대량 생산되어 공격적으로 마케팅되며 다채로운 색으로 포장된다. 또 중독성이 강해서 식품 회사에 높은 수익을 가져다준다. 단기적으로는 안전해 보이므로 우리 몸은 이 식품을 쉽게 연료로 삼는다. 그리고 위에서 말한 신연료 이야기처럼 이 새로운 식품도 저렴하고 우리를 기분 좋게 해준다. 광고에서는 더 자주 사 먹도록 부추긴다. 그러나 비유로 든 자동차가 그렇듯 새로운 식품은 우리 몸이 작동하는 데 중대한 기능 장애를 일으킨다.

이 책은 인체의 보닛을 열어, 우리 주변에 있는 맛있고 중독성 강한 식품이 우리 몸과 마음을 어떻게 파괴하는지 설명할 것이다. 우리는 왜 인체가 그런 식품을 연료로 사용하도록 설계되지 않았는지, 그것이 어떻게 몸의 정상적인 작동을 방해하고 뇌의 계산 착오를 일으키는지 배울 것이다. 새로운 식품은 우리를 부자연스럽게 기분 좋게 하지만 지방 형태의 비축 연료를 늘리게 하는 경우가 많고, 산화 부식과 현대의 서구형 질병을 유발하기도 한다. 다시 말해 우리를 일찍 죽게 만든다.

이런 사실을 이해하고 나면 원래 우리가 연료로 이용하게 되어 있는 식품을 먹게 될, 아니 갈망하게 될 것이며 새로운 식품은 찾고 싶지 않을 것이다. 몸이 어떻게 연료를 사용하는지 이해한다면, 그리고 자기 몸, 즉 자기만의 엔진이 어떻게 작동하는지를 이해한다면 약간의 의지만으로도 큰 변화를 일으킬 수 있다.

이 책에서 나는 더 건강한 음식이 우리 몸을 어떻게 바꾸는지, 그리고 건강한 음식을 식단에 넣는 방법을 제시하여 잘 먹으며 오랫동안 건강하게 지내고 싶은 사람을 돕고자 한다. 이 지식들을 잘 기억한다면 당신 몸은 원래의 훌륭한 기계로 돌아갈 것이다.

시작하며

"적을 알고 나를 알면 백 번을 싸워도 위태롭지 않고, 나를 알고 적을 모르면 한 번 이기고 한 번 지며, 적도 모르고 나도 모르면 싸울 때마다 위태로울 것이다."

손자, 『손자병법』

아랍에미리트 알아인, 아인알칼리지 병원, 2022년 1월

우리는 정문 밖 벤치에 앉아 저녁 햇볕을 쬐며 장시간의 진료 사이에 잠시 쉬고 있었다. 특이하고 초현대적으로 디자인된 병원 건물은 막 착륙한 거대한 원통형 UFO처럼 생겼다. 병원 주위에는 말끔하게 칠해진 얼룩무늬 연석으로 테두리를 두른 깔끔한 잔디밭이 있다. 정문 옆으로는 생생하고 다채로운 화단 로터리가 사륜구동의 고급 자동차들을 환영하고 있다. 흰색 로브로 머리부터 발끝까지 감싼 아랍에미리트 남자들과 검은색 부르카로 몸을 완전히 덮은 아내들이 슬라이딩 도어를 드나든다.

이른 아침부터 환자들이 줄지어 찾아왔다. 체중 조절력을 잃어 아프고 우울한 사람들이었다. 나는 요르단인 친구이자 아랍어 통역사

인 사머의 도움을 받아 체중을 줄일 수 있는 가장 효과적인 방법을 설명하고 또 설명했다. 식습관을 바꾸거나 주사 치료를 받거나 위우 회술 같은 비만대사 수술을 받는 방법이었다.

사머는 강한 튀르키예 커피를 한 모금 마시고는 내게 놀라운 이야 기를 했다. "앤드루 박사님, 그거 아세요? 저도 한때 비만으로 고생 했어요. 체중이 125kg이었지요." 그러고는 자신이 어떻게 상황을 반 전시킬 수 있었는지를 자세히 설명했다. 자신의 '몸'과 그에 못지않 게 중요한 '마음'이 작동하는 방식을 이해함으로써 지난 10년간 체 중 감량에 성공할 수 있었던 이야기를 들려주었다.

지금 사머는 70kg이고 구릿빛 피부에 건강하고 행복한 모습이다. 큰 키와 날씬한 몸을 돋보이게 하는 세련된 정장을 매일 바꿔가며 입는다. 그의 탐구적인 인생관, 그리고 체중이 심하게 늘었다가 줄어 든 일련의 과정에 대한 그의 태도는 대단히 흥미로웠다. 사머가 이 룬 성공의 기초는 내가 환자들에게 조언하는 내용이면서 내 첫 번째 저서인 『식욕의 과학Why We Eat (Too Much)』에서 설명한 내용과 매우 비 슷했다. 하지만 사머는 이 책을 읽은 적이 없으며, 수년간의 노력을 통해 체중을 정상으로 되돌리는 방법을 알아냈다. 사머는 비만대사 수술 후에 예상되는 결과와 비슷하게 체중 감량을 이뤄냈다. 우리가 아랍에미리트 환자들에게 온종일 설명하던 수술이지만, 그는 이 수 술을 받은 적이 없다.

내가 그의 이야기에 큰 흥미를 보이자 사머는 살이 찐 일련의 과 정을 더 자세히 들려주었다. 그는 어린 시절 요르단에 살았고, 그때는 아직 정크푸드가 많이 나오기 전이었다. 20대 초에는 낮에 일하고 저녁이 되면 거리에서 축구를 하다가 해 질 무렵 집에 돌아와 맛있는 구운 고기와 생선, 밥과 플랫브레드, 요구르트와 타불레를 실컷 먹고 커피와 신선한 과일로 식사를 마무리했다. 아침에 일어나면 강한 아랍 차와 대추야자를 먹곤 했다.

스물여섯 살에 사머는 한 신설 병원에 수석 수술실 테크니션으로 취직하면서 아랍에미리트로 이주했다. 모든 생활 방식이 바뀌었다. 여름에 아랍에미리트는 용광로처럼 더워서 사람들이 냉방 시설을 갖춘 아파트에 머무는 경향이 있다. 사머에게는 축구도 없고 저녁에 귀가해서 먹을 집밥도 없었다. 처음에는 쉽게 이용할 수 있는 새로운 음식들이 좋았다. 패스트푸드는 너무 맛있었고 달콤한 간식은 기분을 좋아지게 하면서 외로움을 달래주었다. 그는 저녁에 패스트푸드를 배달시키는 습관이 생겼다. 그 당시에 넷플릭스 혁명이 일어났고 그는 대부분의 저녁 시간을 아무 생각 없이 간식을 먹으며 좋아하는 TV 프로그램을 정주행하는 데 보냈다. 체중이 80kg에서 90, 100, 115kg으로 증가하다가 125kg에서 자리를 잡았다.

그 후로 10년 동안 사머는 다이어트를 했다. 유행하는 최신 식이요법을 모두 시도했으며 굶고 운동했다. 이 시기에 체중이 10~12kg씩 오르락내리락했지만, 항상 늘어난 체중으로 다시 돌아갔다. 사머는 자신이 해본 식이요법 중 하나를 이야기했다. "키토(Ketogenic Diet, 저탄고지 식단)는 풍선에 공기를 넣었다 뺐다 하는 과정 같았어요. 체중이 계속 내려갔다 올라갔다 하죠."

어느 날 아침 그가 지역 라디오 방송을 듣고 있는데, 일어나자마자 뜨거운 물에 신선한 레몬즙을 타 마신 후 한 시간 동안 공복을 유지하면 건강에 좋다는 이야기가 나오고 있었다. 바로 그 주에 직장 동료가 이 요법이 지방을 "녹여 사라지게" 해서 상당한 체중 감소를 할 수 있었다고 말한 터라 호기심이 생겼다. 사머는 이 요법을 시도했고 살이 어느 정도 빠졌다.[1] 그는 조금씩 스스로 영양소를 섭취하고 자기 몸을 알아차리기 시작했다.

이 작은 승리로 자신감을 얻은 사머는 늦은 밤에 간식 먹는 습관을 바꾸기로 마음먹었다. 그러나 몸에 밴 습관을 그냥 포기하기란 어려웠다. 그래서 저녁 간식을 끊지는 않고, 사탕과 과자 대신에 얇게 썬 당근과 오이, 잘게 썬 생양배추에 소금을 뿌려 먹었다. 이렇게 두 달 동안 하고 나니 체중이 더 줄었다. 마침내 그는 저녁 간식을 완전히 끊을 수 있었다. 몸이 휴식하면서 스스로 회복할 시간을 주기 위해 일찍 잠자리에 들기로 했다. 이후 체중이 좀 더 줄었으나 그런 다음에는 105kg 상태에 머물렀다.

다음 단계가 가장 어려웠다. 사머는 설탕이 대사에 좋지 않다는 사실을 확실히 알았기에 설탕을 아예 안 먹기로 했다. "살 빼는 일은 전쟁과 같아요"라고 그는 말했다. "몸을 이해하면서 전략적이고 영리하게 실천해야 이길 수 있어요." 그가 웃었다. "제가 설탕을 포기

---

1   큰 항산화 효과를 얻은데다 공복 시간도 늘어나면서 건강이 좋아지고 체중도 약간 줄었을 것이다.

하자 친구들은 저를 놀리면서 맛있는 음식으로 유혹했죠. 울고 싶고 벽에 머리를 박고 싶었지만 40일이 지나자 중독 증상이 사라졌어요. 이제 쉬워졌죠. 40일 동안 설탕을 안 먹으면 다시는 설탕을 원하지 않을 거예요. 하지만 이 방법을 실천하려면 강한 의지가 필요해요."

사머의 체중은 90kg으로 내려갔으나 다시 정체기가 찾아왔다. 그는 운동으로 체중이 줄지 않는다는 사실을 깨달았다. "러닝머신에서 두 시간 달리면 코카콜라 한 병의 열량과 같아요. 운동은 체중 감량을 돕는 게 아니라 근육을 탄탄하게 유지하도록 돕죠."

사머가 좋아하게 된 규칙 중 하나는 '너무 맛있는 음식은 몸에 해로울 가능성이 크고, 자연스러운 맛이 나는 음식은 건강에 좋다'는 자신의 이론이었다. 그는 여러 음식의 맛을 알게 되면서 자연식품을 갈망하고 가공식품은 싫어하기 시작했다. "패스트푸드 버거가 내 앞에 있고 그것이 지구상에 마지막 남은 음식이라 해도 저는 그것을 먹지 않을 겁니다." 흰쌀밥이 너무 과하다고 느낀 그는 '위에 부담이 적은' 불구르 밀로 대체했다. 신선한 식품으로 차린 식사를 하루에 두 번만 먹기 시작했고 잠자기 전 두 시간 동안에는 먹지 않았다. "끼니마다 졸릴 정도로 많이 먹으면 안 됩니다." 그가 말했다.

그는 격렬한 운동이 장기적인 체중 감량 해결책이 아니라는 사실을 알았고, 적당한 운동이 "몸을 깨우고 신진대사에 좋으며 걷기만 해도 도움이 된다"고 믿었다. "나쁜 음식과 반대되는 중독에 이르도록, 다시 말해 좋은 음식을 먹을 뿐만 아니라 편안한 잠을 갈망하고 운동을 즐기도록" 노력해야 한다고 그는 덧붙였다.

사머의 체중은 80kg으로 내려갔고 몇 달 동안 그대로 머물렀다. 그 후로 식습관을 더 바꾸지 않았는데도 불과 몇 주 만에 드디어 몸이 새로운 생활 방식에 적응하면서 체중이 더 줄더니 70kg에 정착했다. 지난 10년 동안 그는 70~75kg 사이의 건강한 체중을 성공적으로 유지했다.

나를 가장 흥미롭게 한 점은 그가 사고방식, 즉 음식과 건강에 대해 생각하는 방식을 바꾼 후에야 생활 방식과 식습관을 성공적으로 변화시킬 수 있었다는 점이다. 수년간의 시행착오와 다이어트 실패 끝에 사머는 이겨야 할 가장 중요한 전쟁은 마음에서 일어나는 전쟁임을 이해하게 되었다. 그가 체중 감량에 성공한 것은 (처음에 설탕을 포기하려 의지력이 필요했지만) 유별나게 강한 의지력 때문이 아니라 음식을 바라보는 관점과 이해하는 방식에 생긴 변화 때문이다. 그는 무엇인가를 포기하고 있다는 느낌이 들지 않았고, 전에 먹던 음식에 대한 상실감도 느껴지지 않았다. 이제 건강한 음식을 갈망했으며 건강하지 않은 음식이 주던 맛과 느낌에 흥미를 잃었다. "예전에 정크 푸드에 중독되었던 것처럼 건강한 식품에 중독될 필요가 있어요. 그러면 마음과 몸이 고마워할 거예요."

사머는 나를 만날 때마다 건강한 식생활에 관한 귀중한 조언을 계속 들려주었다. 그는 새로운 삶의 방식에 도달한 듯했다. 그는 한 사람으로서 변했고 그의 몸도 그와 함께 변했다. 처음에는 자기 훈련이 좀 필요했지만 결국에는 쉬워졌다. "체중 감량은 기타 연주를 배우는 것과 비슷해요." 그가 말했다. "더 많이 연습할수록 더 잘 해낼 수 있죠. 계획대로 안 될 때 낙심하면 안 됩니다."

나는 사머와 나눈 대화에서 영감을 얻어 이 책을 썼다. 유독한 식품 환경이 몸과 마음에 어떤 영향을 미치는지를 이해하고 나면, 체중을 감량하고 건강해진 몸을 영구적으로 유지하기가 훨씬 더 쉬워진다. 건강하지 않은 식품에 마음과 몸이 어떻게 반응하는지를 제대로 이해하면 체중 감량을 지속하기가 더 쉽다. 중독성 있는 식품들이 대사와 식욕, 행위와 습관에 어떤 영향을 미치는지와 이 습관을 버리기가 왜 어려운지를 이해해야 한다. 이 책은 현재의 환경에서 우리 몸이 어떻게 작동하거나 오작동하는지에 대한 새로운 이해와 함께, 생활 방식의 건강한 변화를 꾸준히 이어갈 명료하고 전략적인 규칙을 제공할 것이다.

내 최근 저서인 『식욕의 과학』을 읽은 많은 사람이 이 책이 자기 삶을 바꿨고 체중을 더 건강한 수준으로 조절할 수 있도록 도왔다며 고백했다. 나는 책의 아이디어를 일상생활에서 실천해 체중을 상당히 줄이고 그 상태를 유지할 수 있었다는 사람들에게서 수백 통의 메시지를 받았다. "정말 놀랍다", "의대생들의 교과과정에 있어야 한다", "현대 인류 건강의 중요한 열쇠다!"라는 의견은 아마존에 올라온 서평 중 일부에 불과하다. 그러나 지침을 따르려고 최선을 다했으나 예전 행동으로 다시 끌려간 사람도 있었다. 『식욕의 과학』은 우리 음식과 몸의 관계를 설명했지만, 어째서 우리 뇌가 쉽고 익숙하며 즐거운 경로를 끊임없이 추구하다가 종종 건강을 해치는지는 설명하지 않았다. 이 책은 새롭게 밝혀진 뇌와 몸의 과학을 이해하기 쉽도록 분석해서, 건강한 몸을 지속가능하게 유지하려면 어떻게 몸을 이용하고 마음을 재프로그래밍해야 하는지 보여줄 것이다.

『식욕의 과학』이 출간된 이후 과학자들은 어떤 식으로 보상 경로가 뇌에 영구적으로 각인되는지, 이 경로가 어떻게 습관적이고 무의식적인 행위를 유발하는지, 뇌가 어떻게 결정을 내리는지를 밝히는 데 큰 진전을 이루었다. 또 우리는 그런 행동을 하면 보상을 받을 것이라는 단서 또는 신호가 행위를 촉발하여 기분이 좋아진다는 사실도 배웠다. 식품과 건강 영역 밖에서 살펴보면, 예를 들어 스마트폰 사용 증가가 있다. 이 기기는 재미있는 영상이 뜰 때마다 약간의 쾌감을 촉발하도록, 즉 도파민이 나오도록 한다. 그래서 많은 사람, 아니 대부분의 사람이 메시지나 영상이 있는지 휴대폰을 계속 확인한다. 공공장소에서 사람들을 관찰해보면 놀랍게도 대부분이 즐거움을 찾아 휴대폰을 뚫어지게 보고 있다. 때로는 나도 습관적으로 거의 좀비처럼 휴대폰 화면을 보고 있다. 이 책에서는 어떻게 가공식품이 이 같은 쾌락 중추를 촉발하고, 건강하지 않은 습관을 형성하도록 유발하는지 살펴보려 한다. 식품 산업이 어떻게 자사의 이익을 위해 우리의 습관 고리를 이용하며 그로 인해 우리 건강과 행복에 불행한 결과를 초래하는지 그 실상을 알아볼 것이다.

이 책에서는 의사결정이 이루어지는 방식, 건강하지 않은 습관적 행위가 형성되는 과정, 그리고 더 중요하게는 그 행위를 더 건강한 행위로 대체하는 방법을 탐구하고 설명할 것이다. 중독을 샅샅이 조사해서 중독을 인지하고 극복하는 방법도 알아보겠다. 여기에서 중요한 것은 우리 환경에서 뇌가 특정 보상을 갈망하고 특정 행동을 따르도록 만드는 방아쇠(단서 혹은 신호)다. 식품 회사는 마치 약물처럼 일시적으로 기분 좋아지게 하는 식품을 만드는 데 전문가일 뿐만 아니라 애초에 유리한 광고와 영리한 마케팅으로 방아쇠나 함정을 만든다. 이런 함정은 무엇이며 왜 만드는지 그리고 함정에 빠지면 건강이 어떻게 되는지를 이해한다면 끊임없는 유혹에 대처할 준비를 훨씬 더 잘 할 수 있다. 이 지식을 알면 새로운 관점과 이해가 생겨, 다시 말해 일종의 정체성 변화가 일어나 더 건강한 식습관을 자연스럽게 원하게 될 것이다. 그리고 내 친구 사머가 말했듯 현대 식품을 싫어하게 되는 도구가 생기므로 의지 변화가 필요하지 않을 것이다.

아울러 이 책에서는 이러한 지식을 알 때 우리 몸에서 일어나는 변화를 다룬다. 즉 '어떻게' 건강하지 않은 습관을 바꾸고 갈망에 대처하며 음식이나 약에 의존하지 않아도 편안해지는지를 알아보려 한다. 피해야 할 식품과 즐겨 먹어야 할 식품을 분명히 하고 그러한 식품에 대한 이해가 이 과정을 더 쉽게 만들어줄 것이다.

내 첫 번째 책에서 받은 피드백의 공통된 주제는 구체적 실천 방안이 충분하지 않다는 점이었다. 많은 독자가 식사와 식단의 더 구체적인 예시를 원했다. 12장 '다양한 레시피'에서는 셰프들의 도움을 받아, 여러분이 새롭고 다양한 음식을 선택할 수 있도록 영양가가 풍부한 아침, 점심, 저녁 식사 아이디어를 세계 곳곳에서 찾아냈다.

마지막으로 강조하고 싶은 말은 이 책이 단순히 체중에 관한 책이 아니라는 것이다. 우리가 알다시피 현대 식품은 인구의 약 4분의 1에서 비만을 일으킬 뿐만 아니라 전통 음식 문화를 유지해온 지역에서는 보이지 않는 많은 질병을 초래하기도 한다. 많은 자가면역 질환, 염증성 질환, 알레르기의 직접 원인이 현대의 음식 환경이다. 식습관과 생활 방식을 바꾸면 이런 질환으로부터 자신을 보호하게 될 것이다.

손자가 『손자병법』에 썼듯, 적을 알고 자신을 알면 백 번 전투의 결과를 두려워할 필요가 없다. 이 책을 읽고 나면 몸과 마음이 작동하는 방식을 알게 되고 현대의 음식과 현대의 식품 환경이 내게 어떤 영향을 주는지를 정확히 이해할 것이다.

1부

몸

우리가 먹는 음식들은
어떻게 흡수될까?

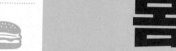

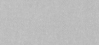

HOW TO EAT

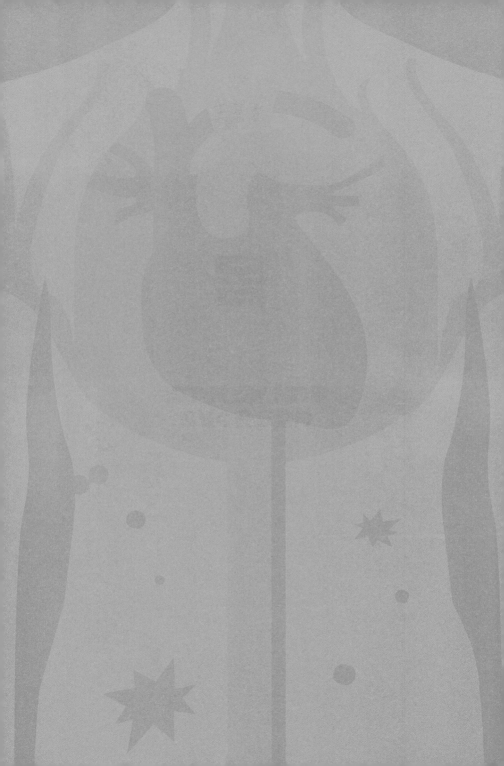

1장 | 식단 학교

식욕을 이해하기

유니버시티 칼리지 런던 병원, 10번 수술실, 2023년 1월

존슨 씨의 몸무게는 약 150kg이었다. 그는 자신이 늘 뚱뚱했으며 과거에 만난 수많은 영양사와 피트니스 강사, 라이프 코치의 지시를 따라 해봐도 살을 뺄 수 없었다고 한다. 최근에 당뇨병이 생겨서 유니버시티 칼리지 런던 병원의 비만 수술 센터에 도움을 구하기로 했다. 그는 지금 수술대에 반나체로 누워 있고 수술이 세심하게 준비 중이다.

과거에 아마존 사냥꾼들이 화살촉에 묻혀 사용하던 식물 독소와 같은 물질인 쿠라레를 주사해서 그의 신체 근육은 모두 마비되었다. 그는 지금 마비 상태라 호흡할 수 없으므로 기관 내 튜브를 통해 인공호흡기에 연결되어 있고, 그 주름관에서 나오는 소리가 마취과 의사 윈트를 안심시킨다. 윈트는 이 수술에 대한 기억이 모두 지워지도록 (이른바 데이트 강간 약물에서 발견되는 화합물과 같은) 일종의 수면제를 투여했고, 다가올 통증에 대비해 모르핀을 충분히 주사했다.

존슨 씨는 두 팔을 뻗고 다리를 벌린 채 수술대에 납작하게 누워

있었다. 마치 별에서 점프를 하는 듯한 모습이었다. 레오나르도 다 빈치의 〈인체비례도〉가 생각났지만, 이번에는 덩치가 매우 큰 현대인이었다. 수술실 의료진이 부드러운 크레이프 붕대로 환자의 팔과 다리를 수술대 연장부에 고정했고, 나는 환자 다리 사이에 서서 수술대 리모컨을 잡고 '역 트렌델렌버그' 버튼을 눌렀다. 수술대가 윙 소리를 내며 돌아가자, 존슨 씨의 몸이 45도 각도로 올라와 자동으로 회전해서 나를 향했다. 경첩식 금속 팔에 부착된 커다란 TV 모니터가 내려와 내 시선 바로 아래 보기 편한 위치에서 멈췄고, 모니터는 내게서 약 1미터 떨어져 있었다.

수술실 수간호사인 리스가 수술용 메스와 클립, 튜브, 와이어를 실은 트롤리를 끌고 들어와 밝은 오렌지색의 피부 소독제를 존슨 씨의 통통한 복부에 발랐다. 수술용 조명을 켜 수술실 전체를 환히 밝혔고, 녹색 멸균 드레이프로 존슨 씨의 몸체와 다리를 덮어 오렌지색으로 빛나는 복부 피부만 네모나게 보이도록 했다. 이제 수술실을 본격적으로 가동하고 집중해서 수술에 들어갈 때였다. 나는 손을 씻으러 스크럽 싱크로 갔다.

가운을 입고 장갑을 끼고 마스크를 썼다. 모든 준비를 마쳤다. 나는 존슨 씨의 다리 사이에 섰고 복부 피부 옆에서 날카로운 메스를 쥐고 있었다. "윈트 선생님, 시작해도 될까요?" 그가 고개를 끄덕였다. 번쩍이는 메스 날이 피부를 12밀리미터(반 인치) 뚫고 들어가자 건강한 선홍색 피가 흘러나왔다. "투관침 주세요." 리스는 투명하고 끝이 뾰족한, 마치 뭉툭한 연필심처럼 생긴 플라스틱 튜브를 내게 건넸다. 나는 얇은 수술 현미경(디지털카메라를 통해 수술 이미지를 TV 모니터에 전달하는 도구)을 플라스틱 튜브에 넣고 복부에 낸 절개 부위로 뾰족한 끝을 통과시켰다. TV 모니터를 통해 투관침이 피부 아래의 노란색 지방층에 도달했다는 것을 확인할 수 있었다. 이 단계에서는 내 체중을 실어 투관침의 뾰족한 끝을 돌리며 복벽을 조심스럽게 뚫고 들어갔다. 만약 이런 행위에 찬성하는 수술 동의서에 그가 서명하지 않았다면 이는 범죄적 폭행에 해당할 것이다. 그러나 이 수술은 동의를 받아 세심히 이루어지는 중이었다. 투관침이 복부 안으로 안전하게 들어가면서 지방-근막-근육-지방으로 이루어진 복벽의 각 층이 화면에 보였다.

내가 하려는 이 수술은 아마 존슨 씨의 삶을 바꿀 것이다. 위장 대부분을 수술로 제거한 이날부터 1년이 지나면, 그는 몸무게가 약 90kg으로 줄고 당뇨병이 사라질 것이다. 또 배고파하거나 나쁜 음식을 갈망하지 않고 자존감과 삶의 질도 엄청나게 개선될 것이다.

나는 그의 피부에 작은 절개 부위를 네 개 더 만들어서 복벽에 투관침을 네 개 더 찔러 넣었다. 투관침 중 하나를 통해 이산화탄소 가스를 뱃속에 주입하는 튜브가 들어갔다. 복강에 가스가 들어가자 배가 부풀어 올라 만삭의 임신부처럼 보였고, 안으로는 장기를 생생하게 보면서 수술할 수 있도록 가스가 공간을 만들었다. 그러고 나서 수술 조명이 꺼지자, 수술실이 영화관처럼 캄캄해졌다. 존슨 씨의 뱃속을 실시간으로 보여주는 디지털 고화질 영상이 수술실 곳곳에 있는 TV 모니터에 번득거렸고, 심장 감시장치의 삐삐 소리 외엔 아무

소리도 들리지 않았다.

오늘은 참관인이 있었다. 존슨 씨가 수술실에 실려 올 때부터 전 과정을 지켜보고 있던 의대생 두 명이었다. 내가 그들의 위치에 있던 때로부터 벌써 인생의 절반이 지났지만, 흥분되면서도 두려운 그들의 마음을 잘 알고 있었다. 나는 그들이 자신의 경험을 기억하고 그 경험에서 무엇인가를 배우길 바랐다. 보라색의 울혈된 간 쪽으로 카메라를 향했다. "비만인의 20퍼센트는 이런 종류의 간을 가지고 있어요. 지방과 당 저장량이 너무 많으면 염증이 생기고 나중에 간경화증으로 이어질 수 있습니다." 그러고는 염증이 있으면서 번들거리는 노란 지방이 대장에 앞치마처럼 늘어져 있는 그물막, 그리고 혈관이 터질 듯 팔딱거리는 거무스름한 비장과 거대한 분홍색 위장 쪽으로 카메라를 돌렸다.

"이 수술을 위소매절제술이라고 불러요. 기본적으로 위장의 3분의 2에서 4분의 3 정도를 제거할 것입니다." 학생들은 TV 모니터를 응시했고 나는 위장에서 제거할 상당 부분을 가리켰다. "위의 용량이 갈리아멜론 크기에서 바나나 크기로,[1] 그러니까 2리터 용량에서 200~300cc 정도로 줄어들 거예요. 여러분에게 한 가지 물어볼게요. 왜 이 남자는 처음부터 이 수술을 받고 있을까요? 왜 그냥 식단을 조절하고 운동량을 늘릴 수는 없을까요?"

---

1   의사들은 멍울이나 물혹, 장기의 크기를 포도, 자두, 귤, 오렌지, 멜론 같은 과일의 크기에 빗대어 설명하는 경우가 많다. 아주 가끔 스포츠를 좋아하는 의사는 골프공, 테니스공 등을 비교 대상으로 사용하기도 한다. "탈장이 럭비공 크기만 하다."

"아마 시도해봤으나 식단 조절로 살을 뺄 의지력이 부족했겠죠."
한 학생이 대답했다. "음식 중독에 빠진 건 아닐까요?" 다른 학생이
대답했다.

렙틴 — 지방 호르몬

"의과대학에서 렙틴$_{leptin}$에 대해 아직 아무것도 가르쳐주지 않았
나요?" 내가 물었다. 긴 침묵 후에 한 학생이 대답했다. "어떤 강의에
서 렙틴을 언급하긴 했어요. 렙틴은 지방 세포에서 분비되고 식욕에
영향을 미친다고 했던 것 같아요. 하지만 저희가 들은 건 그게 전부
예요." 나는 아무 말 없이 고개를 절레절레 저었다. 여전히 의과대학
에서는 학생들에게 비만에 대해 자세히 설명하고 있지 않았다.

나는 초음파 절삭기로 위장의 바깥쪽 가장자리를 지방과 혈관으
로부터 떼어내기 시작했다. 초음파 절삭기는 집게로 잡은 조직을 초
당 5만 5,000회 문질러 열 손상으로 응고시키면서 혈관의 출혈을 멈
추는 도구다. 조직이 깨끗하게 잘릴 때 지방이 증발하며 연기가 나와
시야를 가리기 시작했기 때문에 나는 연기 흡입기 밸브를 열었다.

"자, 렙틴은 체중을 조절하는 '마스터 컨트롤러'라서 렙틴이 제대
로 작동하지 않으면 어떤 노력으로도 체중을 통제할 수 없어요. 렙
틴은 지방에서 분비되는 호르몬이라 지방이 많은 사람일수록 혈중
렙틴 농도가 높아요." 나는 존슨 씨의 복부 지방을 엄지와 검지로 움

켜잡으며 설명했다. "이 사람은 지방이 많아서 체내에 렙틴이 많을 거예요. 하지만 렙틴은 원래 너무 뚱뚱하거나 마르지 않게 하는 호르몬입니다. 혈류에 있는 렙틴의 양은 체중을 조절하는 뇌 부위인 '시상하부'에 신호로 작용해요. 시상하부는 배고프거나 배부른 정도를 조절하죠. 푸짐한 식사를 마친 후에 드는 느낌 알죠? 식사를 끝내고 세 시간이 흘러 위가 비었는데도 여전히 느끼는 포만감은요? 그 포만감은 시상하부에서 와요. 바빠서 온종일 아무것도 못 먹으면 저녁에 너무 허기져서 뭐든 먹을 수 있을 것 같은 느낌은요? 그 느낌, 즉 행동을 취해서 먹으라는 신호도 시상하부에서 옵니다. 호르몬은 우리가 무엇을 해야 할지를 아주 잘 알려줘요."

"그래서 상황이 정상으로 돌아갈 때는 시상하부가 체중 증가 여부를 감지할 수 있을 거예요. 시상하부가 혈중 렙틴 농도의 증가를 감지해서 그에 대한 반응으로 포만감을 늘리고 식욕을 떨어뜨릴 겁니다. 우리가 자연스럽게 음식을 덜 먹고 체중을 줄이다 보면 렙틴 농도가 정상으로 돌아와요. 렙틴은 우리가 얼마나 많은 지방을 비축했는지, 다시 말해서 나중에 쓸 수 있는 에너지의 양이 얼마인지를 뇌에 알려주는 바로 그 신호입니다. 자동차 계기판의 연료 게이지처럼 작동하죠. 게이지에 연료가 가득하다고 나오면 우리는 연료를 채우는 데 관심이 없지만, 연료 부족으로 뜨면 연료 탱크를 다시 채우려 하겠죠."

고장난 연료 계량기 ─ 렙틴 저항성

"렙틴의 식욕 억제와 체중 조절 능력이 그렇게 뛰어나다면 존슨 씨는 이 신호에 무슨 일이 생긴 걸까요? 그의 렙틴 농도는 무척 높을 텐데요." 나는 수술 부위 위쪽을 올려다보며 말했다. 거의 위장 상단에 도달해서 비장과 연결된, 까다로운 짧은 위 혈관을 헤쳐 나가고 있었다. 학생들은 이 질문에 당황하는 듯했다. 그러던 중 한 학생이 렙틴 신호가 차단되고 있을지 모른다고 답했다.

"네, 거의 맞혔어요. 존슨 씨에게는 렙틴 저항성이라는 질병이 있습니다. 혈중에 렙틴이 많아도 뇌에는 안 보여요. 가려진 거죠. 범인은 인슐린[2] 호르몬입니다. 렙틴과 인슐린은 시상하부 내에서 신호 전달 경로를 공유해요. 인슐린 농도가 높으면 렙틴이 활성화하기로

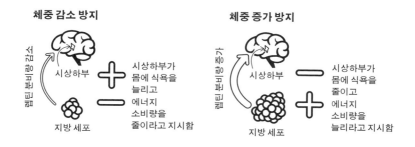

렙틴은 정상적인 체중 조절을 보장함

---

2 인슐린은 높은 혈중 포도당 농도(혈당)에 반응해 췌장에서 분비되는 호르몬이다. 설탕이나 정제 탄수화물이 많이 든 음식(파스타, 빵, 케이크)을 먹고 나면 혈당이 증가한다. 인슐린은 혈액 내 포도당을 지방 세포와 간, 근육으로 보내서 이 에너지를 나중에 쓸 수 있도록 저장하는 역할을 한다.

되어 있는 시상하부 수용체를 인슐린이 차단할 거예요. 존슨 씨는 당 전구물질인 정제 탄수화물과 설탕을 많이 함유하는 전형적인 서구식 식생활을 해요. 게다가 식사 사이에 간식을 먹을 가능성이 훨씬 더 커요. 설탕을 많이 먹고 간식을 달고 살면 인슐린이 많이 분비되고, 그 인슐린이 렙틴 신호가 통과하지 못하게 차단합니다."

"이것이 바로 렙틴 신호가 차단되는 첫 번째 방식이에요." 나는 TV 모니터를 가리키면서 존슨 씨의 위장에 매달려 있는 번드르르한 지방에 초점을 맞췄다. "보다시피 이 지방은 비정상으로 보여요. 너무 습하고 염증이 있죠. 이 염증은 비만 때문에 생긴 것입니다. 이 모든 지방 염증은 TNF-알파[3]라는 화학 물질을 혈액으로 보내요. TNF-알파는 뇌의 시상하부에 직접 염증을 유발하는데 이 경우에도 렙틴 신호가 통과하지 못합니다."

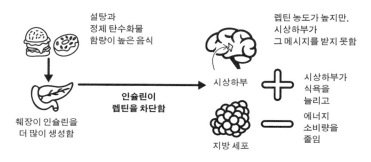

당으로 인해 조절되지 않는 체중 증가

---

3   종양괴사인자 알파

나는 수술적 박리를 마쳤고, 이제 위장 절제술을 시작할 수 있게 준비되었다.

렙틴 저항성 = 비만병

"존슨 씨는 렙틴 저항성이라는 질병에 걸렸고 나는 이를 비만병이라고 부르겠습니다. 그는 몸에 지방이 많아서 렙틴 농도가 높아요. 하지만 그의 식생활로 인해 높은 렙틴 신호가 인슐린에 의해 차단되고 있어요. 지방을 점점 더 많이 비축해 지방과 시상하부에 염증이 생기면서 렙틴 신호가 훨씬 더 많이 차단되었죠. 시상하부는 렙틴을 볼 수 없으니 그가 지방을 너무 많이 비축하고 있다는 사실을 감지할 수 없어요. 오히려 실제는 그 반대여서 뇌는 렙틴이 충분치 않다는 신호를 받아요. 지방 비축량이 부족하다는 신호를 받는 거죠.

비만으로 고생하는 사람들 대부분은 더 많이 먹으라는 신호를 받아요. 늘 식욕이 왕성하죠. 사람들 앞에서 너무 많이 먹으면 창피하니까 아무도 없을 때 폭식하는 경우가 흔해요. 그리고 대개 의사와 주변인들도 비만을 유도하는 화학적 경로를 이해하지 못하기 때문에, 비만인들은 과식을 자기 탓으로 돌리고 스스로 탐욕스럽다고 생각할 거예요. 더욱이 시상하부는 지방이 부족하다는 신호에 반응해서 에너지 보존 모드에 들어가려 해요. 그러면 뇌가 대사를 느리게 해서 몸이 피곤하고 기운이 없어질 거예요."

> 체중을 조절할 수 있으려면 반드시 렙틴 저항성을 이해해야 한다. 지속적인 체중 감량의 핵심은 열량을 계산하는 일이 아니라(알다시피 저열량 식이요법은 오래가지 못한다) 정상적인 체중 조절 시스템이 복원될 수 있도록 먹는 음식을 바꾸는 것이다. 이렇게 하면 즐거움을 놓쳐 언짢아지거나 배고픈 일 없이도 자연스럽게 건강한 체중을 되찾을 것이다.

나는 렙틴이 자동차의 연료 계량기 신호처럼 작용한다고 설명했다. 도로를 운전하다가 연료 부족 경고등이 깜박이는 것을 봤다고 상상해보자. 즉시 주유소를 찾기 시작하고(렙틴 저항성 상태에서 배고픔을 느낌), 연료를 채우기 전에 자동차가 멈출까 봐 너무 걱정돼서 연료를 아끼려고 자동차를 천천히 몰기 시작할 수도 있다(렙틴 저항성 상태에서 피곤함을 느낌). 주유소에 도착해서 연료를 채우려 할 때, 연료 탱크가 이미 가득 차 있고 연료 계량기 고장이 문제라는 사실을 깨닫는다. 그러나 렙틴 저항성 상태에서는 에너지가 충분하다는 사실을 뇌가 인식하지 못한다. 주유소에 있는 과잉 급유 자동 차단기가 존재하지 않기 때문이다. 낮은 렙틴 신호는 매우 현실적이어서 지방 형태로 비축된 에너지가 충분한데도 계속해서 에너지를 보충하고 점점 더 많이 먹게 만든다. 그럼에도 절대 허기를 채우지 못할 것처럼 보인다. 결국 통제할 수 없이 체중이 늘어난다.

> **렙틴**
>
> 렙틴은 에너지 비축량을 뇌에 알려 계속 체중을 조절하는 호르몬이다. 렙틴 신호는 혈류에 인슐린이 너무 많으면 차단된다. 인슐린을 증가시키는 음식을 먹으면 인체가 렙틴 신호를 낮은 농도로 오해한다. 그러면 열량을 과다 섭취하게 되어 체중이 증가할 것이다. 설탕, 정제 탄수화물(밀가루 등) 음식, 식물성 유지를 과다 섭취하면 인슐린이 증가한다. 이런 음식이 체중 증가를 불러오는 이유는 열량이 높아서가 아니라 체중을 조절하는 정상적인 신호 전달에 혼란을 일으키기 때문이다.

"존슨 씨는 146kg이 넘는 체중에 건강하지 못한 식욕을 지녔고 항상 피곤해합니다." 나는 학생들에게 말했다. "우리는 비만을 형식적이고 단순하게만 이해하고 있어서 비만의 원인을 성격적 결함으로 돌려 그가 탐욕적이고 게으를 것이라고 가정하죠. 그러나 실제로는 그가 서구식 식생활과 간식 문화에 노출되면서, 원래 지방의 과다 비축을 막아주는 정상적 조절 기능이 망가진 거예요. 존슨 씨가 먹는 음식의 종류 때문에 생긴 렙틴 저항성, 즉 내가 비만병이라 부르는 이 질병은 극심한 허기와 피곤함을 일으켜요. 그 결과 에너지를 너무 많이 섭취하고 너무 적게 사용하면서 조절되지 않는 체중 증가로 이어지죠. 비만의 문제점이 여기에 있습니다. 사람들은 탐욕과 게으름을 비만의 원인으로 여기지만, 사실은 질병에 걸려 이런 행동을 하는 겁니다. 이 행동들은 비만의 원인이 아니라 증상이에요. 감기의 증상이 기침과 발열인 것처럼요."

이제 존슨 씨의 위를 봉합할 차례였다. 나는 윈트에게 호스 크기의 큰 튜브를 입을 통과해 식도를 지나 위장 안으로 밀어 넣게 했다. 튜브가 위장을 길이 방향으로 통과했고 나는 수술 그래스퍼를 사용해 튜브를 곧게 폈다. 이 튜브로 봉합 위치를 잡고 새로운 위장의 크기를 잴 생각이었다.

"봉합기 주세요." 리스가 봉합기 손잡이를 내 손에 직접 건네주었고 나는 앞에 있는 TV 모니터로 위장의 이미지를 주시했다. 길고 가느다란 봉합 기계를 투관침 튜브 중 하나로 통과시켜 존슨 씨의 복부 안으로 넣자 화면에 봉합기가 보였다. 나는 봉합기의 악어 같은 턱을 열고 측정용 튜브에서 딱 알맞은 거리에 오도록 주의하면서 조심스레 위장의 하단에 두었다. 봉합기의 턱이 닫혔고, 나는 배터리로 작동되는 봉합 건의 자동 방아쇠를 당겼다. 스테이플과 나이프가 윙 하고 돌아가면서 위장을 절단하는 동시에 촘촘한 티타늄 스테이플이 위장을 봉합했다. 위장 상단까지 스테이플을 몇 번 더 가지런히 발사해서 식도 가까이에 도달했다. 마지막으로 발사한 스테이플이 위장을 두 부분, 그러니까 남겨질 튜브 모양의 작은 위장과 제거될 큰 위장으로 분리했다. 큰 위장 부분은 혈액이 공급되지 않자 산소 부족으로 이미 검푸르게 변하고 있었다.

학생들은 존슨 씨의 지금 곤경이 렙틴 저항성 때문이라는 내 설명을 들으면서 화면에 집중하고 있었다. "하지만 그가 어떻게든 억지로 적게 먹고 운동한다면 살이 빠지지 않을까요?" 한 학생이 물었다.

"물론 그렇겠지요." 내가 대답했다. "하지만 그가 체중을 줄일 때마다 그의 몸은 체중 감소와 싸울 겁니다. 이 위장 부위에서 그렐린이라는 식욕 호르몬이 나와요." 나는 방금 분리한 위장의 윗부분을 가리켰다. "이 호르몬 농도가 많이 올라가면 시상하부에 신호를 보내 왕성한 식욕과 음식 찾는 행동을 하게 만들 거예요. 그렐린은 기본적으로 더 많이 먹게 해서 체중을 줄이지 못하도록 지시합니다. 이 신호는 아주 강력해서 저항하기 어려워요. 그래서 식이요법으로 체중을 줄이려는 사람들 대부분이 이 방법을 오랫동안 지속하지 못해요. 만약 존슨 씨가 어딘가에 감금되어 굶을 수밖에 없다면 이런 느낌에 시달리면서 계속 체중이 줄겠죠. 인체가 가능한 한 많은 에너지를 보존하려 최선을 다하면서 대사율이 급격히 떨어지기 때문에 피곤하고 허약한 느낌이 밀려올 것입니다. 정상적으로 음식을 먹을 수 있는 환경으로 풀려나자마자 배고픔 신호에 반응해 게걸스럽게 먹다 보면 빠진 살이 모두 다시 붙겠죠. 식이요법을 하면 대부분 이런 현상이 일어납니다."

이제 위장의 상당 부분을 제거하려 사용한 스테이플이 제대로 작동하는지 확인할 차례였다. 남은 위장은 그 모양이 좁은 실린더와 비슷했고,[4] 나는 새는 부분이 없는지 보려고 윈트에게 요청해서 파란색 액체를 튜브로 흘려보내 새 위장으로 들어가게 했다. 새는 곳 없이 온전해 보였다.

---

4   절제된 후의 위장이 소매를 닮아서 이 수술을 위소매절제술이라고 부른다.

나는 말을 이어갔다. "비만으로 고생하는 존슨 씨와 모든 이에게 나타나는 문제점은 뇌가 현재 체중을 건강한 체중으로 생각한다는 점입니다. 이를 체중 설정값이라고 불러요."

자신의 체중 설정값

"모든 사람은 자신의 체중 설정값이 있어요." 나는 학생들에게 말했다. "뇌가 몸에 원하는 체중입니다. 운이 좋으면 체중 설정값이 정상 범위에 있어요. 음식을 지나치게 많이 먹어서 살이 찌면 뇌는 포만감 신호를 보내 과식을 멈추게 할 것이고 아파서 살이 빠지면 뇌는 식욕을 늘려 체중을 회복하게 하죠. 이렇게 뇌는 우리가 열량에 너무 집중하지 않아도 수년 동안 건강한 체중을 유지할 수 있게 해줍니다. 뇌는 몸의 탈수 여부에 따라 갈증을 조절해 마실 물의 양을 우리에게 알려주는 것과 같은 방식으로, 몸에 에너지가 더 필요한지, 아니면 그만 먹고 에너지를 소비해야 하는지를 자동으로 계산합니다."

나는 체중 설정값이 과체중이나 비만 범위[5]에 들면 문제가 발생

---

5   의사들은 어떤 사람이 정상 체중인지 과체중인지 혹은 비만한지를 판단할 때 체질량지수(BMI)라는 계산법을 사용한다. BMI는 체중(kg)을 키의 제곱으로 나눈 값이다. 이 측정법으로 BMI 18~25kg/m²는 정상 체중 범위를 가리키고 25~30은 과체중이며 30보다 크면 비만을 나타낸다. BMI 계산은 평균 체격의 사람을 근거로 한다는 점에 주의해야 한다. 근육질의 보디빌더는 근육의 무게 때문에 BMI가 훨씬 더 높게 나타날 것이다.

한다고 설명했다. "이 경우에는 단순한 열량 제한과 운동으로 체중을 줄이려고 온갖 노력을 해봤자 결국에 실패할 겁니다. 왜냐하면 뇌가 체중을 설정값으로 유지하는 것이 더 안전하다고 생각해, 식이요법으로 하는 체중 감소에 맞서 싸우기 때문이죠."

체중 설정값

우리 뇌는 미리 프로그램된 체중 설정값으로 체중을 조절할 것이다. 우리가 체중을 줄이면 뇌는 대사량(사용되는 에너지)을 줄이고 식욕을 늘려 체중을 설정값 수준으로 다시 끌어올린다. 이 과정은 매우 강력해서, 아무리 식이요법으로 체중을 억지로 낮추려 해도 결코 뇌를 이길 수 없다. 체중 설정값은 다음 요인에 달려 있다.

유전 – 가족이 비만이면 자신도 비만일 가능성이 훨씬 더 큼

환경 – 다음 요인이 포함됨

* 식생활
  - 설탕과 정제 탄수화물이 인슐린을 증가시키면 렙틴의 체중 조절 신호가 차단됨(위 내용 참고)
  - 과당*
  - 식물성 유지*
* 스트레스(코르티솔) - 인슐린과 식욕을 증가시킴
* 수면(멜라토닌) - 코르티솔과 식욕에 영향을 미침
* 이전에 한 식이요법 – 뇌는 미래의 식이요법에 대비해 여분의 에너지(지방)를 저장하라는 신호로 받아들임

나는 학생들에게 줄다리기를 예로 들어 식이요법을 설명했다. 한쪽 편은 체중 감량팀으로, 식이요법을 통해 열량을 줄이고 운동으로 활동량을 늘린다. 반대쪽 편은 체중 증량팀으로, 대사율을 낮춰 에너지를 많이 태우지 못하게 하며 배고픔을 늘리고 포만감을 줄인다. "근본적으로 우리가 살을 빼려고 노력하면, 그러니까 전통적인 식이요법과 운동으로 체중 설정값에서 멀어지려 하면 결국에는 체중 증량팀이 이길 것입니다."

학생들은 비만에 관한 이 설명에 매우 흥미로워했다. "애초에 누군가의 체중 설정값은 어떻게 결정되나요?" 그들이 물었다.

"유전과 환경이 결합한 결과죠." 내가 말했다. "여기서 환경이란 먹는 음식의 종류, 스트레스 정도, 수면 패턴을 말해요."

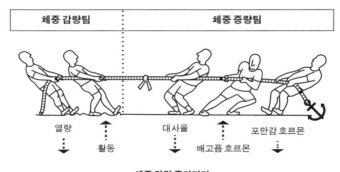

체중 감량 줄다리기

가족력

유전적 특성은 큰 역할을 한다. 사실 체중 설정값의 70퍼센트 정도는 유전적 특성으로 설명할 수 있다. 각기 다른 가정에서 자란 일란성 쌍둥이에 관한 연구에서, 쌍둥이가 성인이 되자마자 체중을 비교했는데 모든 연구에서 유전자가 체중에 70퍼센트 정도 영향을 미치는 것으로 밝혀졌다. 예상대로, 내 진료실에 오는 환자들을 보면 동행한 가족도 비만인 경우가 많다. 또 우리가 알다시피 선천적으로 날씬한 사람은 가족도 그럴 확률이 높다.

> **정체기**
>
> 비만대사 수술을 받은 환자들 상당수에서 관찰된 흥미로운 현상은 다이어트 정체기다. 그들은 몇 주 혹은 몇 달 동안 체중이 빠르게 감소한 후 체중 정체기를 겪는다. 이 정체기가 몇 주 동안 이어지다가 갑자기 다시 체중이 내려간다. 흔히 다이어트 기간에 이런 일이 여러 번 일어난다. 식이요법만으로 체중을 크게 감량하는 사람이 이와 비슷한 다이어트 정체기를 겪는다. 계단식으로 체중이 감소하는 이 현상은 앞 페이지 그림에 표현된 것처럼 인체의 체중 감량팀과 체중 증량팀이 싸운 결과인 듯하다. 체중 감소가 멈추고 정체 상태에 있을 때는 두 팀 사이에 끌어당기는 힘이 같아서 두 팀이 꼼짝하지 않는다. 그러나 수술을 받아 강력한 변화를 겪는 사례에서처럼 체중 감량팀이 계속해서 끌어당기면 결국에 시상하부는 체중을 줄여 균형을 다시 맞추라는 집행 결정을 내린다. 몸이 가벼울수록 에너지도 덜

필요하다. 다시 말해서 면역 방어 기능을 온전하게 확보하는 등 생명 유지에 필요한 기능에 쓸 여분의 에너지가 생긴다는 뜻이다.

현대의 식생활

과체중이나 비만에 해당하는 높은 체중 설정값은 사는 지역의 음식 환경과 유전자가 결합해서 나타날 가능성이 크다. 우리가 알다시피 이른바 서구식 식생활[6]을 하는 국가에서 비만율이 매우 높은 반면에 그렇지 않은 국가에서는 비만율이 낮다. 그래서 만약 어떤 사람이 비만해지기 쉬운 유전적 특징을 물려받았으나 아시아나 아프리카처럼 서구식 음식을 먹지 않는 국가나 지역에 살면 정상 체중을 유지할 확률이 높다. 하지만 그들이 서구식 음식을 주로 먹으면서 서구의 간식 문화도 지닌 국가에 살거나 그곳으로 이주하면, 렙틴 저항성이 생겨 체중 설정값이 올라갈 가능성이 크다.

생활 환경

체중 설정값을 높이는 요인으로 서구식 음식만 있는 것은 아니다. 환경과 생활 방식에 존재하는 다른 요소들도 체중 설정값에 영향을

---

6   서구식 식생활은 미국에서 생겨나 전 세계에 전해졌다. 많은 인공 향미료 및 색소와 보존제를 첨가해 공장에서 만들어진 가공식품, 정제 탄수화물 함량이 높고 식물성 유지로 요리된 포장 음식인 패스트푸드, 콜라 같은 달콤한 탄산음료와 과일 주스, 설탕이 들어가 달콤하면서 식물성 유지로 만들어 입맛을 자극하는 간식 등으로 구성된다. 이 식생활은 설탕과 과당, 그리고 염증을 일으키는 식물성 유지를 아주 많이 함유하며, 이들은 모두 렙틴 저항성을 촉발해 비만을 유발할 수 있는 요인이다.

줄 수 있다. 여기에는 스트레스와 불량한 수면이 포함된다. 스트레스는 혈중 코르티솔 농도를 증가시킨다. 코르티솔은 생존 스트레스 반응을 일으키면서 식욕과 혈당을 증가시킨다. 이에 반응하여 더 많은 인슐린이 생성되고, 그 인슐린이 뇌에서 렙틴 신호 전달 경로를 차단한다. 그 결과로 생긴 렙틴 저항성은 체중 설정값을 올려 체중 증가를 초래하고, 뇌는 더 높아진 체중 설정값에 맞추려고 몸에 음식을 더 먹고 에너지를 덜 쓰라고 지시한다.

인공조명과 수면 부족

현대의 많은 도시인이 수면 부족 상태에 있으며 이 요인도 체중 설정값을 올릴 수 있다. 멜라토닌은 눈 뒤쪽에 있는 작은 송과선이 빛의 감소에 반응해 생성하는 호르몬이다. 멜라토닌은 해 질 무렵에 수면을 촉진하고 건강한 수면을 돕는다. 불행히도 인공조명이 많은 환경에 살면 멜라토닌이 수면을 촉진할 만큼 분비되지 않는다. 현대의 조명 시설과 24시간 환한 도시는 어둠의 상대적 결핍을 초래해 멜라토닌 부족을 일으킨다.

멜라토닌은 스트레스와 코르티솔을 감소시키는 이차적 효과를 지닌다. 어둠 부족으로 멜라토닌이 결핍되면 코르티솔 농도가 올라가고 인슐린 농도가 증가한다. 이 경우에도 뇌에서 렙틴 호르몬이 차단된다. 그러면 렙틴 신호가 보이지 않아 체중 설정값과 함께 체중이 증가한다. 그래서 교대 근무, 특히 야간 근무를 시작한 후에 체중 증가가 흔히 일어난다.

이제 봉합한 위장의 큰 부분을 제거할 차례다. "조명 켜주세요!" 수술팀에 요청하자 커다란 오버헤드 수술실 조명이 복부 피부를 또 다시 밝게 비췄다. 나는 존슨 씨의 복부에서 큰 투관침을 제거한 다음에, 주방에 둬도 어색하지 않게 생긴 가위를 사용해 피부와 복벽에 난 좁은 구멍을 넓혔다. 학생들에게 수술 중 가장 흥미로운 순간이 왔다.

"마더인로mother-in-law[7] 주세요." 내가 말하자 리스가 위장을 움켜잡을 날카로운 이빨이 달린 기둥 모양의 긴 그래스퍼를 내게 건넸다. 나는 복부 안의 시야를 확보하기 위해 복부 가스가 빠져나오지 않도록 조심스레 손가락으로 구멍을 막으면서, 이제 막 넓힌 구멍을 통해 그래스퍼를 밀어 넣고 위장을 꽉 잡았다. 위장의 가장 좁은 부분이 구멍을 통해 끌려 나왔고 내가 그 부분을 조심스럽게 밖으로 꺼냈을 때 드디어 학생들은 위장의 실제 모습을 직접 볼 수 있었다.

가스 배출과 동시에 위장이 제거되었고 리스가 내밀고 있던 콩팥 모양의 접시에 놓였다. 이제 거무스름하면서 보라색을 띤 위장은 부풀면 거대한 새우처럼 보일 것 같다. "장갑을 끼고 가위로 위장을 열어보세요." 한 학생에게 지시했다. 그들에게 이 경험은 틀림없이 가족과 친구들에게 자랑할 금주의 대사건이 될 터였다.

학생들이 위장의 두꺼운 근육 벽을 열심히 열 때 나는 이 특별한

---

[7] '마더인로(Mother-in-law)'는 클로드 그래스퍼(clawed grasper)를 가리킬 때 흔히 부르는 별명이다. 기기의 외관이 무섭게 생겨서 그렇게 부른다. 수술실에는 구식 유머가 아직 남아 있다.

수술이 존슨 씨에게 정확히 어떤 식으로 도움을 줄지를 그들에게 설명했다. 이제 위장은 70퍼센트 정도 버려지면서 용적이 줄었다. 다시 말해 그가 많이 먹을 수 없어서 체중이 감소할 것이라는 뜻이다. "보통은 몸이 음식 찾는 행위를 부추기면서 식욕을 늘리죠." 내가 말했다. "하지만 이 수술을 받으면 그런 배고픔 메시지가 중단됩니다. 제거된 위장 부분은 이곳에서 분비되는 그렐린이라는 특별한 호르몬을 통해 배고픔을 일으켜요. 이 위장 부분이 제거되면 기본적으로 식욕도 없어집니다. 체중 증량팀에서 핵심 구성원을 빼낸 거죠. 이번 만큼은 체중 감량팀이 이깁니다."

수술이 끝났다. 나는 매우 유능한 보조외과의인 파이살에게 피부를 봉합해서 닫으라고 요청하고 장갑과 가운을 소각물 수거통에 버렸다. 학생들이 존슨 씨의 위장 해부를 마친 후 나는 다시 그들을 주목하게 했다.

저열량에 대비하는 뇌의 저항

"식이요법으로 살을 빼려고 할 때 벌어지는 줄다리기에 대해 말했습니다. 늘 결국에 이기는 팀은 대사율을 낮추고 식욕을 높이고 포만감을 낮추는 체중 증량팀이에요. 그런데 진료실에서 환자들과 이야기를 해보면 흔히 빠졌던 체중이 다시 돌아올 뿐만 아니라 결국에는 식이요법을 하기 전보다 오히려 더 늘었다고 해요. 이런 현상은 환경이 열악해졌다는 사실을 뇌가 인지하기 때문입니다. 식이요법으로 발생한 열량 제한을 뇌가 감지하고 이런 일이 다시 일어날 수도 있다고 계산한 거죠."

나는 이렇게 설명했다. 인류가 동굴 생활을 하던 시대에는 앞서 식량 부족을 겪었기 때문에 뇌가 나중에 일어날 식량 부족에 대비하려고 인체에 더 많은 에너지(지방)를 비축하기로 계산해서 이런 일이 일어났을 수 있다. 그런데 먹고 살 음식이 풍족해진 현대에도 누군가가 반복해서 식이요법을 하면 같은 메시지가 뇌에 전달된다.

"뇌에게 식이요법은 반복적인 기근과 같아요. 뇌는 차이를 구분할 수 없죠. 그 결과 미래의 식량 부족에 대비한 보험으로 뇌가 체중 설정값을 올리고 체중이 증가해요. 그래서 체중 감소에 관한 한 저열량 식이요법은 역효과를 낳습니다. 비만대사 수술 클리닉에 오는 환자는 대부분 수년 혹은 수십 년 동안 저열량 식이요법을 시도해보지만 결국에는 이 방법이 소용없다고 결론 내려요. 이 시점에서 대안으로 비만대사 수술을 고려하죠."

"저열량 식이요법이 소용없다면 체중을 줄일 가장 좋은 방법은 무엇인가요?" 윈트가 물었다.

체중의 닻이 어디에 있는가

나는 그들에게 어떤 사람의 체중 설정값은 배의 닻과 같다고 말했다. "배가 닻에서 벗어나 멀리 항해하려 노력할 수 있지만 항상 결국에는 멈춥니다. 어떤 사람은 운 좋게도 닻이 '정상 체중' 수역에 내려졌을지 모르지만, 닻이 '비만' 수역에 있는 사람은 아무리 그 수역에서 멀리 나아가려 애써도 소용없을 거예요. 배가 고무 밧줄로 닻에

묶여 있다고 상상해보세요. 닻에서 벗어나려 할수록 밧줄이 늘어나면서 닻이 더 강하게 끌어당기죠. 우리가 식이요법과 운동으로 살을 빼려고 하면 이런 현상이 일어납니다. 더 열심히 노력할수록 결국에는 비만 수역으로 더 강하게 끌어당겨질 거예요."

체중 닻 옮기기

"그러나 뇌가 원하는 인체의 체중, 즉 체중 설정값을 어떻게 계산하는지를 이해한다면 식이요법과 운동 같은 방법으로 닻에서 벗어나려고 애쓰면서 닻에 맞서 싸울 필요가 없어요. 우리는 뇌가 감지하는 기준을 어느 정도 변화시켜 닻을 다른 수역으로 옮길 수 있습니다."

체중 닻을 옮기는 한 가지 방법은 음식을 선별해서 먹는 것이다. "열량을 줄이기보다는 렙틴 신호를 차단하는 음식에서 비만 문제가 일어나지 않는 지역의 음식으로 바꾸면, 설정값 닻을 옮길 수 있어요. 우리가 알다시피 설탕을 끊거나 초저탄수화물 식이요법을 하면 체중 감소에 도움이 돼요. 그러나 사람들은 궁극적으로 열량이 체중을 좌우한다는 고정관념을 지니고 있어서, 이런 식단으로 체중이 감소하는 이유가 열량을 적게 섭취해서라고 생각해요. 하지만 사실이 아니에요. 설탕이나 탄수화물을 줄일 때 체중이 감소하는 이유는 이제 과량의 인슐린을 생성하지 않아도 되기 때문이에요. 인슐린이 감소하면 더 이상 렙틴 신호가 차단되지 않기 때문에 렙틴의 정상적인 작용, 즉 식욕을 줄여서 체중 증가를 막는 작용이 다시 시작되죠.

이런 음식들을 먹지 않음으로써 어느 정도는 비만 수역에서 닻을 올리고 건강한 배들이 정박한 수역으로 항해해 그곳에 닻을 내린 거예요. 정상 수역까지 항해하지 못할 수도 있지만 분명 더 건강한 수역에 있죠."

"그렇다면 만약 우리 환자들이 설탕을 안 먹고 저탄수화물 식이요법을 하면 모두 살이 빠져서 더 이상 비만대사 수술을 받을 필요가 없어질까요?" 윈트가 일부러 반대 의견을 말했다. 학생들에게 도움이 되도록 어려운 질문을 던진 것이다.

"정말 좋은 지적입니다. 환자들은 분명 어느 정도 체중이 감소할 거예요. 하지만 그들은 대개 고도 비만이어서 몸에 염증도 많아요. 염증이 그 자체로 렙틴 신호 전달을 차단할 수 있어서, 생활 습관을 바꾼 후에도 렙틴 저항성이 여전히 존재할 거예요. 또 누군가가 수년 동안 비만으로 고생했다면 우리는 음식의 중독성도 고려해야 합니다. 식품 회사들은 특정 음식, 특히 설탕과 기름을 조합해서 만든 달콤한 가공식품이 상당한 쾌감을 일으킨다는 사실을 알고 있어요. 이 쾌감은 보상 추구 행동에 이어 습관을 초래하죠. 이런 종류의 음식은 대응 기제가 되고 결국에는 일종의 중독이 됩니다."

"갈망은 단순히 음식뿐만 아니라 최대한 효과적으로 연료를 채우는 데 필요한 고열량 음식에 많이 생겨요. 우리가 이런 느낌을 계속 경험하고, 형형색색의 포장에 설탕과 기름으로 가득한 가공식품에 노출되면 자연스럽게 식품 회사의 표적이 되고 결국에는 희생양이 됩니다. 서구식 음식을 많이 먹으면 항상 뇌의 보상 경로가 강화되어 이런 음식을 포기하기가 더 어려워져요. 습관과 중독이 형성됩니다. 불행히도 자신이 처한 음식 환경의 피해자가 되는 거죠. 그러니까 질문에 답하자면, 고도 비만에 해당하는 사람이 식습관을 바로잡으면 체중이 어느 정도는 감소하겠지만 염증으로 인한 렙틴 저항성이 일부 남아서 계속 먹으라는 신호로 작용할 거예요. 식욕을 부추기는 이 강력한 호르몬 신호가 깊이 박힌 보상 경로, 습관, 음식 중독과 결합하면 건강한 저탄수화물, 저당 음식만 계속 먹는 일이 매우 어려워질 겁니다."

"비만인들 대부분이 내게 말하는 내용을 들어보면 첫 번째 식이요법을 시작했을 때 문제가 발생한다고 합니다. 당시 그들은 과체중일 뿐이었고 어떤 행사에 참석하거나 여름 해변에 갈 몸을 만들고 싶어 살을 빼려 했을 거예요. 뇌의 의지에 맞서서 억지로 체중을 설정값 아래로 낮추려 노력하자마자 체중 감량 줄다리기에서 패배하고 결국에는 식이요법을 하기 전보다 더 뚱뚱해졌다고 해요. 수년 동안 식이요법을 10회, 20회 혹은 50회 반복하면서 체중이 너무 많이 올라가다 보니 지방에 있는 염증과 불량한 식습관 탓에 렙틴 저항성이 생긴 거죠."

"음식 종류를 바꾸고 스트레스와 수면에 신경쓰면 체중을 줄일 수 있다는 사실을 그들이 더 어리고 약간 과체중이었을 때 알았다면 수년 동안 소모적인 저열량 식이요법을 여러 번 하지 않아도 됐을 거예요. 식이요법과 생활 습관만 고쳐도 충분했을 테고 효과도 좋았을 겁니다. 그러나 비만을 완전히 이해하지 못하는 의사, 영양사, 영양학자 대부분이 여전히 체중을 줄이려면 열량을 제한하라고 조언할 거예요. 환자들은 자연스러운 체중 닻에서 억지로 멀리 나아가라는 말을 듣게 됩니다. 막상 그렇게 해보면 렙틴 저항성과 요요 현상을 겪을 수밖에 없죠. 영구적으로 체중을 줄이려면 닻을 들어올려 건강한 수역으로 항해해야 합니다."

들어오는 에너지와 나가는 에너지

우리는 어떻게 모든 사람이 유전자와 환경(음식, 스트레스, 수면), 그리고 이전에 시도한 식이요법으로 결정되는 자신만의 체중 설정값을 지니는지 이야기했다. 이제 학생들은 억지로 체중을 설정값 아래로 줄이려 노력해도 소용없는 이유를 이해했다. 체중 증량팀이 줄다리기에서 이긴다. "지금부터는 또 다른 오해의 영역에 초점을 맞추려 해요." 내가 말했다. "바로 체중 증량팀의 구성원 중 하나인 대사율입니다. 대사율이란 무엇이며 왜 체중 감소를 어렵게 만드는 핵심 요인인지 설명하려 합니다."

인체가 매일 소비하는 에너지의 양은 대사율에 따라 좌우된다. 대사율은 세 부분으로 나뉜다.

능동적 에너지 소비 – 고강도 운동을 할 때 소비되는 에너지. 헬스장에 가거나 운동경기를 하지 않는 대다수에게 이는 사용하는 총에너지의 1~2퍼센트만 차지한다. 운동하는 사람이더라도 총에너지의 10~15퍼센트만 차지할 것이다.

수동적 에너지 소비 – 일상생활에서 소비되는 에너지. 걷기, 사무실에서 일하기, 가벼운 집안일, 취미생활 등이 포함된다. 하루에 사용하는 총열량의 20~30퍼센트를 차지한다.

기초대사율 – 가만히 있어도 사용되는 에너지. 종일 침대에 누워 있어도 이 에너지를 사용하게 된다. 심장박동, 호흡, 체온 유지, 면역 체계, 뇌 활동 등 생존에 필요한 모든 신체 기능에 쓰인다. 하루에 소비하는 총에너지의 약 70퍼센트를 차지한다. 개인이 어느 정도 조절할 수 있는 능동적 혹은 수동적 에너지 소비와 달리 기초대사율은 의식적으로 조절할 수 없다. 통제 범위 밖에 있다.

따라서 신체 기능을 문제없이 유지하려고 사용하는 에너지인 기초대사율(이제부터는 간단히 대사율이라고 부르겠다)이 전체 에너지 소비량의 3분의 2 이상을 차지한다. 운동을 에너지 손실의 주요 원인으로 생각해왔는가? 하루 기초대사에 드는 에너지와 비슷한 양의 에너지를 쓰는 하프마라톤을 매일 뛰지 않는 한 그 생각은 틀렸다.

대사율은 사람마다 다르다

대사율에 관한 주된 오해는 대사율이 어떻게든 고정되어 있다는 생각이다. 어떤 사람은 자신의 대사율이 매우 낮거나 매우 높다고, 또는 오랫동안 일정한 상태로 설정되어 있다고 생각할 수 있다. 그러나 인체의 대사율은 안정적이지 않다. 뇌가 체중 증가를 멈추려 하는지 체중 감소를 멈추려 하는지에 따라 대사율은 위아래로 급변할 수 있다. 의사들은 대부분 이 사실을 인식하지 못하며 아직도 의과대학에서는 이 사실을 가르치지 않는다. 그래서 여전히 대다수의 클리닉에서는 체중 감량법으로 열량 계산과 운동을 고수한다.

나는 유명한 실험 하나를 학생들에게 설명했다. 그 실험에서는 나이, 키, 체중, 체격이 비슷한 남성 10명을 대상으로 기초대사율을 분석했다. "대사율에 관한 기존 인식대로라면 10명의 대사율이 모두 비슷할 것이라고 예측할 거예요. 모습이 비슷하니까 대사로 소비하는 에너지 양도 크게 다르지 않으리라 추정할 수도 있어요. 사실, 이 집단에서 최고 대사율과 최저 대사율의 차이는 무려 하루 700kcal였어요. 이 에너지양은 10킬로미터를 달릴 때 쓰는 에너지나 세 가지 코스로 구성된 푸짐한 식사로 섭취하는 에너지에 해당합니다. 비슷한 다수의 연구에서도 대사율이 개인마다 크게 다르다는 마찬가지 결과가 나왔어요."

"또 우리가 알다시피, 대사율은 사람마다 다를 뿐 아니라 같은 사람이라도 환경에 반응해 위나 아래로 변동할 수 있어요. 그래서 체중 닻을 이해하는 일이 중요합니다. 뇌는 체중 설정값 수준으로 체중을 유지하려고 대사율을 사용해요. 대사율은 닻 비유에 나온 고무밧줄처럼 작용합니다."

몸의 절전 모드

예를 들어 설명했다. "곧 결혼식이나 휴가 같은 이벤트가 있어서 살을 빼고 싶어요. 그래서 열량을 하루 약 2,000kcal에서 1,500kcal로 줄입니다. 처음에는 실제로 체중이 약간 감소해요. 하지만 스마트폰이 배터리 부족을 감지해서 절전 모드로 전환하듯, 얼마 안 가서 인체도 체중 감소를 감지하고 우리가 제한한 열량만큼 대사율을 낮춰 열량 섭취 감소에 적응할 거예요. 인체가 절전 모드를 활성화해서 하루 500kcal씩 절약하면, 열량 제한을 계속하더라도 체중은 변하지 않을 거예요. 인체가 식이요법에 적응한 거죠."

아무리 먹어도 살이 안 찌는 사람

"대사율을 전등의 조광기와 같다고 상상해봅시다. 우리 몸은 쉽게 조광기를 아래로 돌릴 수 있어요. 신체는 여전히 제대로 기능하지만 더 적은 에너지가 사용되죠. 대사 조광기가 아래로 돌아간 이유는 체중 감소로 체중 닻에서 벗어나고 있다는 사실을 뇌가 감지하기 때문이에요. 뇌는 체중을 체중 닻 쪽으로 다시 끌어오기 위해 대사율을 조절할 뿐만 아니라 식욕을 늘리고 포만감을 줄여요."

"흥미롭게도 대사율의 변화는 과도한 체중 증가를 막아주기도 합니다. 사람들은 대개 의식적으로 식사량을 조절하지 않는 한 필요 이상으로 많이 먹어요. 과잉 열량을 저장해서 체중이 지나치게 늘어나는 것을 막으려고 인체 대사는 에너지 소비량을 증가시켜 과식에 적응해요. 조광기를 위로 돌리면 밝아지듯, 대사율이 높아지면서 체중이 그대로 유지되죠. 우리가 열량 섭취를 늘리는 만큼 인체도 에너지 소비량을 늘립니다. 자연스러운 체중 닻에서 멀어지지 않도록 조절해서 과도한 체중 증가를 막아요. 그래서 아무리 먹어도 살이 안 찌는, 짜증나는 친구나 동료가 있는 거랍니다."

대사율은 크게 달라진다

휴식 대사율 또는 기초대사율은 하루에 사용하는 에너지의 70퍼센트를 차지한다. 체온 유지, 심장박동, 호흡, 생각하고 계산하는 뇌 활동, 몸을 보호하는 면역 체계 등 생명 유지에 필요한 체내 기능에 사용되는 에너지다.

휴식 대사로 사용되는 에너지의 양은 하루 700kcal까지 차이 날 수 있다. 이는 헬스장에서 한 시간 넘게 열심히 운동하는 데 드는 에너지의 양이나 푸짐한 식사로 섭취하는 열량과 비슷하다.

뇌는 체중이 너무 낮다고 감지하면 에너지를 절약하기 위해 휴식 대사율을 낮출 것이고, 체중이 너무 높다고 생각하면 체중 감량을 돕기 위해 대사율을 높일 것이다.

이제 교육을 마무리하기로 했다. "존슨 씨가 체중을 줄일 수 없었던 이유는 유전적으로 비만 위험이 큰데다가 설탕과 정제 탄수화물, 식물성 유지로 가득한 음식을 먹는 국가에 살았기 때문이에요. 그런 식생활에 대응하려면 인슐린 농도가 높아져야 하죠. 그러면 체중 과다일 때 뇌에 신호를 보내주는 렙틴 호르몬을 인슐린이 차단합니다.

렙틴이 차단되면서 뇌가 지방을 보지 못하고 오히려 굶주림 메시지를 받아요. 체중 닻이 위로 움직이는 것입니다. 또 그가 식이요법과 운동으로 살을 빼려 하면 대사 조광기가 아래로 돌아가요. 몸이 스스로 식이요법에 적응하면서 그 식이요법이 실패한다는 뜻입니다."

의대생들이 열심히 고개를 끄덕였다. 나는 그들이 비만에 대해 새로운 사실들을 알았으니 어떤 전공을 선택하든 앞으로 펼쳐질 긴 의사 경력에서 비만으로 고생하는 사람들을 치료할 때 더 공감하는 자세로 임하길 바랐다.

나는 존슨 씨를 마취에서 깨우고 있는 원트를 돌아보았다. 이제 존슨 씨는 특대형 병상으로 옮겨졌고 호흡 튜브를 뱉어내고 있었다. "수술 끝났습니다, 존슨 씨. 모두 문제없이 잘됐으니 편히 쉬세요." 이제 커피 마실 시간이었다.

2장 | 현대식 주방

더 맛있게, 더 오래

"음식은 당신이 시작되는 곳이다."

반다나 시바Vandana Shiva

먹는 음식의 종류가 체중 닻에 어떻게 영향을 줄 수 있는지를 앞장에서 배웠다. 설탕과 정제 탄수화물이 너무 많은 식단을 섭취하면 인슐린 농도가 증가할 것이고 그 인슐린은 천연의 체중 센서인 렙틴 호르몬을 차단할 수 있다. 그러면 뇌가 혼란스러워하고 체중이 늘어난다. 식물성 유지와 과당을 과다하게 함유한 식품도 마찬가지다. 그 식품들도 체중 조절 신호가 제대로 작동하지 못하게 해서 체중 증가를 일으킨다. 식단에 대한 사람들의 일반적인 생각과는 달리, 체중 증가의 원인은 음식에 든 열량의 양 때문이 아니라, 이런 음식이 체중 조절의 신호 전달을 방해하기 때문이다.

지난 40년 동안 우리가 이용할 수 있는 식품의 상당수가 설탕, 정제 탄수화물, 달콤한 과당, 인공적인 식물성 유지로 가득 채워졌다. 이런 음식은 체중 조절의 신호 전달이 제대로 이루어지지 못하게 한다. 평균 영국 시민이 하루에 섭취하는 총열량 중에서 가공식품이 56퍼센트를 차지한다. 미국에서는 이 수치가 훨씬 더 높다. 40년 동안 영국의 비만율은 인구의 약 5~10퍼센트에서 현재의 4분의 1 내지 3분의 1 수준으로 증가했다.

가공식품은 비만을 일으킬 뿐만 아니라 이른바 부유한 국가에만 발생하는 여타 많은 건강상 문제의 원인이기도 하다. 앞으로 설명하겠지만 현대 식품이 현대 질병을 일으키고 있다.

이번 장과 다음 장에서는 식품 가공이란 무엇이며 초가공 식품이 뇌와 몸에 어떤 영향을 미치는지 자세히 알아보겠다. 이 식품들이 얼마나 위험한지를 분명히 알면, 의지력에만 기대지 않고도 그 악영향으로부터 자신을 방어할 더 쉬운 방법을 찾을 수 있다. 더 많이 이해할수록 더 적은 의지력으로 건강한 습관을 기를 수 있다.

2040년 1월, 미래의 주방

궁극의 혁명적인 가정 요리를 잠시 상상해보자. 기본 재료로 좋아하는 슈퍼마켓 간식을 집에서 직접 만들 수 있다. 크고 환한 초현대식 주방에서 아마존 알렉사로 좋아하는 음악을 들으며 친구들 방문에 대비해 맛있는 간식을 준비할 수 있으니 일거양득이다.

미래의 현대식 주방에는 기본 재료를 충분히 채워두어야 한다. 다행히 대부분의 간식을 만드는 데 필요한 품목은 그리 많지 않다. 설탕, 가루(밀, 옥수수, 쌀, 감자), 전분(옥수수 또는 감자), 식물성 유지(해바라기, 유채씨, 야자, 사프란), 코코아 등이 필요하다.

미래 주방에는 훌륭한 새 요리 도구들이 필요하다(미래 상황이며 지금은 그 도구들이 발명되지 않았다). 간식을 귀여운 모양으로 으깨고 짜낼 주방 크기의 산업용 프레스와 롤러, 완벽한 혼합을 보장하는 초고속 믹서, 먼지와 부스러기를 걸러낼 강력한 원심분리기 등이다. 무엇을 요리하느냐에 따라 초고온 찜기와 고속 열풍 오븐 또는 정밀 튀김기가 필요할 것이다. 마지막으로 간식이 요리되면 그 간식을 맛있는 파우더로 코팅할 멋진 분사기가 있다.

안전을 위해 몇 가지 기계에 더 투자해야 한다. 바삭한 간식을 요리하기 위해 감자튀김에 작은 구멍을 뚫어 암적인 아크릴아마이드[8]의 형성을 막을 전기천공기가 필요할 것이다. 그리고 음식 내놓을 준비를 마치기 전에 플라스틱이나 유리, 뼈, 돌이 들어가지 않았는지 확인하기 위해 엑스레이 스캐너에 통과시켜야 할 것이다. 우리는 친구의 이가 부러지는 곤란한 상황을 원하지 않는다.

기다란 '향신료' 보관대

간식을 진짜처럼 맛이 나게 만들어야 하므로 주방에 향미증진제 전용 구역이 있다. 여기에는 음식을 상하지 않게 하는 보존료와 산화방지제, 증점제, 감미료가 있고 물론 가장 중요한 향미증진제와 색소를 보관하는 구역도 있다.

---

8   아크릴아마이드는 아스파라긴(단백질 아미노산)과 포도당을 함유한 식품을 고온에서 조리할 때 생성되는 백색의 수용성 화학 물질이다. 암 발병 위험 증가와 관련이 있다.

완성품에서는 향미와 색이 중요할 것이다. 우리는 새로운 요리 기계를 사용해 멋진 모양과 바삭하거나 쫄깃한 흥미로운 식감의 간식을 만들 수 있지만, 그 음식들은 모두 칙칙하고 맛없어 보이는 갈색이나 회색일 것이며 아마 그렇게 훌륭한 맛이 나지는 않을 것이다. 코로나 감염 후에 입맛을 잃은 사람이라면 이것의 중요성을 이해할 것이다. 우리는 완성품이 회색이면서 불쾌한 맛이 나길 원하지 않으므로 반드시 약간의 향미료와 소량의 색소를 넣어야 한다. 우리 손님들을 비롯한 여타 많은 포유류와 새들은 선명한 색상의 과일을 '나를 먹어주세요'라는 식물의 신호로 여기도록 진화했다. 그래서 우리는 금빛이나 선명한 색깔의 음식을 좋아한다(베이크드빈스 통조림을 생각해보라). 따라서 식용 색소는 입맛을 돋우는 데 필수적이다.

현대식 주방의 이 영역은 식품 첨가물(E-number) 구역이다. 슈퍼마켓의 향신료 구역처럼 작은 병들이 담긴 큰 보관대가 있고 각 병에는 식품 첨가물 번호를 붙인 여러 가지 색상의 분말과 기름이 담겨 있다. 주방의 뒷벽 전체가 이 보관대로 가득할 수도 있고, 작은 병들이 E100~199 색소, E200~299 보존료, E300~399 산화방지제, E1000–1599 부가적인 첨가물까지 순서대로 정렬되어 있다. 식품 첨가물 병이 총 319개니, 기다란 향신료 보관대가 필요하겠다.

요리를 시작하기 전에 음식의 안전을 위해 보관대에서 식품 첨가물 몇 개를 빼내겠다. 모든 친구에게 이상 없을 음식을 만들어야 하며 그들 국가에서 금지되어 있거나 건강에 위험할 수도 있는 무언가를 주고 싶지는 않다. 그래서 몇 가지 색소를 제거하면서 시작하겠다. 먼저 '사우샘프턴 식스Southampton Six[9]'를 없애자. 사우샘프턴 식스는 다음과 같다. 석유에서 유래한 황색 염료인 E102 타르트라진(Tartrazine, ADHD 및 암과 관련이 있음), 석탄 타르에서 유래한 녹황색 염료인 E104 퀴놀린 옐로(Quinoline Yellow, 어린이에서 ADHD와 연관성이 있다고 의심됨), 석유로 만들어져 과일 바·시리얼·케이크 믹스·착향 우유·붉은색 음료와 젤리에 들어가는 E129 알루라 레드(Allura Red), 즉 '적색 40호'(알레르기 반응을 일으킴), 스트로베리 레드 색소인 E124 폰케아우 R4(Ponceau R4, 동물에서 암 위험이 있고 인간에게서는 알려지지 않음), 석유로 만들어지는 E110 선셋 옐로(Sunset Yellow, ADHD 연관성이 의심됨), 석유로 만들어지고 일부 치즈와 말린 과일에 구성물과 첨가물로 사용되는 적색 염료인 E122 아조루빈(Azorubine, 베타나프틸아민을 함유하며 잠재적 암 위험과 관련이 있음). 천식을 훨씬 악화시킬 수 있는 E220(이산화황)도 아마 치워야 할 것이다.

나는 마치 유화로 작품을 그리듯 내가 좋아하는 색으로 나만의 이젤을 만들어 내 음식에 손쉽게 색을 입힐 것이다.

그린(GREEN) – E141 구리와 클로로필
브릴리언트 블루(BRILLIANT BLUE) – 석탄 타르에서 얻은 E133

---

9   사우샘프턴 식스는 벤조산나트륨(E211, 스낵이나 과일 주스, 양념, 피클에 들어가는 보존료이자 향료)과 섞일 때 어린이에게 과잉행동을 일으킬 가능성이 있다고 확인된 여섯 가지 색소 첨가물이다. 많은 색소가 스칸디나비아의 국가들에서 금지되어 있다. 영국 식품안전 기관은 식품업계에 이 색소들을 자발적으로 사용 중단하라고 요청했다.

오렌지/옐로(ORANGE/YELLOW) – 강황에서 얻은 E100
레드(RED) – 달걀노른자와 말린 곤충에서 얻은 E120
블랙(BLACK) – 석탄 타르에서 얻은 E151

이제 중요한 결정을 해야 한다. 친구들이 계속 먹으러 오도록 깊은 인상을 주려면 어떤 특별한 음식을 만들어야 할까?

아무리 먹어도 질리지 않을 크래커나 멋져 보이는 감자칩 그리고 색소와 향료를 넣어 구미를 돋울 음료를 준비하려 한다.

중독성 있으며 감자칩처럼 생긴 간식

재료

기본

- 감자 가루
- 옥수수 가루
- 쌀가루
- 옥수수 전분
- 밀 전분
- 식물성 유지(유채씨)

향미증진제

- E631 이노신산이나트륨(육류/닭의 부산물에서 얻음)

E1400 말토덱스트린 ('마우스필'을 개선하기 위한 전분 식감 증진제)

E627 구아닐산이나트륨(말린 해초에서 얻음)

E621 글루탐산나트륨(미생물 발효로 얻음)

소금

유화제

E471 모노글리세라이드 및 다이글리세라이드

E414 아라비아검(나무껍질에서 얻음, 수채화 물감에 많이 사용됨)

고결방지제

E551 이산화규소(모래)

보존료

E220 이산화황(항진균 효과를 나타내지만, 비타민 E도 제거함)

색소

E100 오렌지/옐로

E120 레드

준비

모든 재료를 준비한다. 사용할 가루와 모든 식품 첨가물의 용기를 손 닿는 곳에 둔다.

이 간식을 준비할 때는 도마나 식칼이 필요 없으므로 넣어두고 저울과 초고속 믹서를 꺼낸다.

정밀 튀김기에 식물성 기름을 채우고 기름 온도를 적정 수준으로 올린다.

믹싱 볼에 감자 가루, 옥수수 가루, 쌀가루, 옥수수 전분, 밀 전분을 채운다. 향미를 내기 위해 E631, E1400, E627, E621 병에서 재료를 조금씩 꺼내 첨가하고 E471과 E414를 약간 넣어 유화시키고 약간의 모래(E551)를 뿌린 다음 입맛에 따라 소금을 첨가한다. 마지막으로 골든 오렌지색이 될 때까지 색소 E100과 E120을 넣는다.

물을 넣고, 혼합물이 단단하면서도 너무 질척이지 않을 때까지 반죽한다. 초고속 믹서에 넣고 한 걸음 물러나서(소리와 진동이 크다) 2분간 가동한다.

산업용 롤러를 켜고 2밀리미터로 설정한다. 성형기를 부착하고 설정을 타원형 격자무늬(5×3센티미터)로 돌린다.

초고속 믹서에서 혼합물을 꺼내고 롤러로 밀어 넣어 통과시킨다. 성형기에서 타원형 격자무늬가 나타나면 그것들을 약간 구부러진 깊은 튀김 바스켓에 하나씩 넣고 정밀 튀김기에 정확히 10초 동안 담근다.

주방의 분리된 구석에서 식힌다.

코팅

감자칩이 마르면, 분사기를 사용해서 훈연액(연기를 응축해서 만듦)

과 파프리카 분말을 뿌린다.

포장

미래의 주방에는 이런 식으로 쌓아 올릴 수 있는 감자칩 포장 기계를 포함해 다양한 포장 기계가 있을 것이다. 튜브는 색깔이 선명할 테고(나는 빨간색 튜브로 하겠지만 선택은 당신 몫이다) 자기만의 건강라벨을 튜브에 붙일 수 있다. 여기에는 "포화지방 없음 그리고 첨가당 없음"을 붙이려 한다.

튜브 용기에 감자칩을 차곡차곡 담아 가득 채우고 밀봉 기계로 닫는다.

다 됐다. 작업을 마쳤고, 간식을 준비해서 보관했다.

2041년 1월, 파티

당신이 만든 간식의 장점은 첨가한 보존료(E220) 덕분에 오래간다는 점이다. 꼬박 1년이 지났고 친구들이 곧 도착한다. 달콤하고 쫄깃하며 알록달록한 사탕에다 매우 다채로운 달콤한 음료까지 다양하게 준비했다(초록, 파랑, 노랑, 오렌지, 빨강).

친구들이 도착해서 편하게 앉아 있는 동안 당신은 지하 저장고(작년에 감자칩을 보관한 곳)로 급히 내려가 보기 흉하지 않게 상자에서 거미줄을 털어내고 가져와 나누어 준다.

접시 위에 놓인 감자칩은 매력적인 진한 오렌지색을 띤다. 분명근사해 보인다. 친구들은 감자칩을 먹으며 기분 좋은 바삭함을 느낀

다음에 E414로 만든 약간 쫀득한 마우스필과 E1400이 주는 부드러운 식감을 경험한다. E621에서 온 단백질 맛, 달콤한 전분, 소금, 그리고 은은한 파프리카 향이 친구들을 흥분시키면서 뇌에 있는 보상 경로가 활성화된다. 당신이 내놓은 설탕 범벅의 청량음료가 달콤함을 한층 더한다. 친구들 모두가 동시에 쾌감을 느끼면서 파티가 활기를 띤다. "풍미가 좋아!", "식감이 예술이야!", "이 감자칩 너무 맛있어서 요리법 좀 알아가야겠어." 이런 말은 셰프에게 하는 칭찬 중 일부에 불과하다.

당신이 만든 음식의 내용물이 친구들 몸 안으로 흡수되면서(모래는 제외하고) 소화 반응이 시작된다. 전분이 혈당 스파이크를 일으키고 이 맹공격을 상대하려면 많은 양의 인슐린이 필요해진다. 인슐린이 렙틴에서 오는 지방 충분 신호를 차단하므로 친구들은 여전히 배고픈 상태다. 식물성 유지가 엄청난 양의 오메가-6를 혈류로 방출해 세포를 뒤덮고 염증을 일으키고 대사를 느리게 한다. 음료에 든 과당은 세포의 에너지 화폐에 고장을 일으켜 굶주린 느낌을 주므로 친구들은 배고픔을 느끼게 된다. 다양한 식품 첨가물이 그들의 몸과 뇌 여기저기를 돌아다니면서 아직 알려지지 않은 결과를 초래한다. 안타깝게도 지금까지 아무도 영양가 있는 음식을 섭취하지 못했다.

가공식품의 간단한 역사

가공식품이란 무엇일까? (나무에서 직접 딴 과일을 제외하고) 어떤 식으로든 가공된 모든 식품이 아닐까? 어떤 식품은 가공식품으로, 어떤 식품은 가공되지 않은 식품으로 정의하는 기준은 무엇일까? 식품을 둘러싼 수많은 문제가 그렇듯 이 질문도 혼란스럽다. 답하자면 사실 우리가 먹는 식품 대부분이 어떤 식으로든 가공되었지만, 건강에 영향을 미치는 핵심 요소는 식품을 만들 때 이루어지는 가공의 '정도'다.

역사적으로 인류는 재주가 많아서 날음식을 다음과 같이 변화시키고 다뤄왔다.

더 씹기 좋고 소화가 잘 되도록
맛이 더 좋아지도록[10]
상하지 않은 상태로 더 오래가도록

식품 가공은 20만 년 전 인류가 불을 피우고 조절하는 방법을 발견했을 때 시작되었다. 초기 인류는 고기를 불에 구워 요리하고(고기를 부드럽게 만들어 씹기가 쉬워짐), 고에너지의 구근류(고구마, 카사바 등)를 구워서 소화가 더 잘 되게 만들 수 있었다. 인류는 1만 2,000년 전

---

10 요리는 식품을 더 맛있고 더 소화하기 쉽게 만들도록 고안된 식품 가공의 한 형태이다.

에 농업을 시작하면서 곡물을 빻아 물·효모와 섞으면 빵으로 만들 수 있다는 사실을 발견했다. 빵은 운송하기 편하고 쉽게 상하지 않아 빠르게 필수 식품이 되었다.

5,000년 전에는 보리를 발효해서 만든 새로운 음료가 페르시아에서 발견되었다. 맥주는 주로 가치 있는 열량 함량과 안정성 때문에 일반적인 음료가 되었다. 초창기의 맥주는 알코올 함량이 낮아 종일 마셔도 쉽게 취하지 않았다. 맥주에 알코올이 들었다는 사실은, 상할 수 있는 저장된 물과 달리 맥주에는 질병을 일으키는 세균이 살기 어렵다는 것을 뜻한다. 이집트에서는 기자의 피라미드를 짓던 노예들에게 체력을 유지하게 하고 아마도 그들의 사기를 올려주려고 맥주를 하루에 최소 5리터씩 배급했다.

비슷한 시기에, 발효된 소젖과 염소젖을 사용해 치즈와 요구르트를 만들었다. 이 식품들은 우유보다 유당 함량이 훨씬 더 낮아 소화가 잘 되었고, 냉장고가 나오기 전에 금방 상하던 우유보다 훨씬 더 오래 보관할 수 있었다.

그러다가 약 1,500년 전, 인류의 식품 역사에서 중대한 사건이 인도에서 일어났다. 처음으로 설탕이 만들어진 것이다. 후대에 아주 많은 쾌감과 동시에 아주 많은 질병을 초래하게 만든 이 식품은, 사탕수수 즙에서 추출하고 압착하고 끓인 후 말리는 과정을 통해 설탕 과립으로 만들어졌다. 쉽게 운송할 수 있어 특히 중동에서 다양한 사탕을 만드는 데 사용되었다. 잉글랜드 십자군은 설탕을 "하얀 금"이라고 불렀다. 카리브해의 유럽 국가들이 사탕수수 농장을 세우고 노예들이 그 농장에서 일하면서 이 식품은 더 값싸게 널리 보급되었다.

식품이 상하는 이유와 그것을 예방하는 방법

신선한 식품은 오래 두면 상하거나 산패되어 불쾌한 냄새와 맛이 나는 경향이 있다. 이를 초래하는 두 가지 주요 과정은 사과의 갈변 같은 산화와 곰팡이 핀 빵 같은 세균이나 효모의 과다 증식이다. 여러 시대에 걸쳐 우리는 식품이 상하거나 부패하지 않게 보호하면서 오래가게 하는 기발한 방법을 발명해왔다. 오늘날 우리가 "유통기한 늘리기"라고 표현하는 방법이다.

건조

과일을 말리면 당 농도를 높이고 세균이 살기 어려운 환경이 만들어져 부패를 막는 데 도움이 된다. 이 가공 방법은 고대 로마에서 널리 사용되었다. 고기를 나중에, 즉 식량이 부족한 겨울 같은 상황에 먹을 수 있도록 말려서 보관하는 방법은 수천 년 동안 사용되어왔다.

큐어링

육류의 향미를 증진하고 보존력을 높이려 향신료를 사용하는 방법은 고대 인도 문명에서 시작되었다. 서양에서 '커링'(currying, 남인도 요리에 사용되는 양념 소스를 뜻하는 '카리kari'라는 타밀어에서 유래함)으로 알려진, 육류에 소금·설탕·향신료를 입히는 큐어링은 수분 흡수를 도와 세균 증식을 억제한다. 더욱이 육류의 향미를 높인다.

염장

식품, 특히 육류와 어류를 소금에 절이는 방법은 고대 그리스와 이집트로 거슬러 올라간다. 염장은 세균이 이용할 수 있는 수분의 양을 제한함으로써 세균 번식을 막아 부패를 방지하는 방법이다. 다른 많은 보존 기법처럼 식품의 향미를 증진한다.

훈연

훈연은 고대 유럽 문명과 북아메리카 원주민 부족으로 거슬러 올라간다. 육류나 어류를 장시간 훈연하면 세균이 죽는다. 훈연은 식품에 독특한 향미를 더하기도 한다.

피클링

식초, 소금물 또는 알코올에 피클링하는 방법은 열악한 산성 환경을 만들어 세균 증식을 예방한다. 산을 만들어 상하지 않게 돕고 독특한 향미를 더하는 발효[11] 가공으로 배추를 장기간 보존할 수 있다. 한국의 김치와 독일의 사우어크라우트는 이 가공을 보여주는 대중적인 예다.

---

11 발효는 미생물(세균과 효모)이 산소 없이도 식품에서 에너지를 함유한 탄소 결합을 분해하는 가공이다. 발효의 부산물로 알코올이 생성된다.

통조림

18세기 후반에 나폴레옹 보나파르트는 멀리 떨어진 군대에 식량을 보급하기 위해 식품을 더 오래 보존할 수 있는 가공법을 발명하는 사람에게 상을 주겠다고 제안했다. 1만 2,000프랑의 상금은, 밀봉한 용기에 담긴 음식을 가열하면 내용물을 오래 보존할 수 있다는 사실을 발견한 사람에게 돌아갔다. 조리한 음식(처음에는 염장 소고기)을 깡통 안에 채워 넣고 밀봉한 다음 깡통을 고온으로 가열해 음식에 남아 있는 세균을 죽였다. 이 방법은 음식을 장기간 먹을 수 있는 상태로 유지해주면서 전 세계 수출과 유통의 가능성을 열었다. 19세기에는 통조림이 중요한 글로벌 상품이 되었다.

1940년대부터는 진공 포장이 흔해졌다. 예를 들어 슈퍼마켓 식품 코너에 가면 비닐로 밀폐 포장된 연어 제품을 볼 수 있다. 진공 포장은 식품 주변의 산소를 완전히 제거하는 방식으로, 진공 상태를 만들면 식품에 든 지방이 산화되어 산패되는 현상을 막을 수 있다. 이와 같은 기술의 발전으로 말리거나 끓이거나 소금에 절여서 식품을 변화시키는 과정 없이도 식품의 유통기한을 연장할 수 있게 되었다.

상추의 생명 유지

동네 슈퍼마켓의 채소 판매대에서 많은 상품이 비닐 포장에 담겨 있는 모습을 보았을 것이다. 이 포장은 환경오염을 유발하지만 포장 내부의 공기를 변화시켜 잎채소를 더 오랫동안 신선하게 유지시켜준다. 죽으면 호흡을 멈추는 동물과 달리 상추나 브로콜리처럼 갓 딴 채소는 호흡을 계속한다. 식물 주변 공기에 식물이 좋아하는 음식인 이산화탄소가 많으면 신선함이 더 오래 유지된다. 슈퍼마켓의 상추를 포장하고 있는 표준 가스 충전 비닐백에는 이산화탄소가 주입되는데 그 농도가 5퍼센트로 우리에게는 치사량 수준이지만 상추에게는 풍족한 음식이다. 신선한 식품의 유통기한을 연장하는 이 방법을 가스 치환 포장(MAP 포장)이라고 한다.

냉각

1950년대에는 가정에서 식품을 냉장하고 냉동하는 일이 흔해졌다. 세균이 번식하기 좋은 온도는 37°C이므로, 식품을 저온에 보관하면 세균 침입을 막아 오래 보관할 수 있다.

식품의 진화

앞에서 살펴봤듯 역사적으로 식품 가공은 음식을 씹기 좋고 소화하기 쉽고 상하지 않은 상태로 오래 보관하는 것을 목적으로 하고 있으며, 여기에 더해 때로는 이런 가공법이 음식을 더 맛있게 만들기도 했다. 화학 첨가물을 사용해 식품을 오랫동안 신선하게 유지하는 기술이 발전하면서 국제적 식품 회사들이 기회를 포착했다. 식품을 포장해서 상할 위험 없이 세계 구석구석으로 수출할 수 있었다. 편의점 운영자와 슈퍼마켓 주인은 이런 유형의 제품을 좋아한다. 식품이 몇 달 또는 몇 년 동안 먹을 수 있는 상태로 남아 있어서 팔릴 때까지 그 가치를 유지하기 때문이다.

나와 여러분 같은 소비자는 상하지 않는 식품을 필요할 때까지 팬트리에 보관할 수 있는 특징 때문에 편리하다고 여기며, 이는 냉장고와 냉동고를 쉽게 이용할 수 없는 개발도상국에서 특히 중요하다. 그리고 가장 중요한 점은 식품 제조 회사들이 이런 제품을 선호한다는 것이다. 밀가루, 설탕, 소금, 식물성 유지 같은 핵심 재료를 값싸게 구입해 산업 규모로 식품을 만들면 생산 비용이 저렴해진다. 이 새로운 가공식품은 제조 회사에게 신선 식품보다 훨씬 많은, 막대한 이윤을 안겨준다. 역사적으로 그래왔듯 식품 가공은 우리의 이익을 위한 것이 아니라 돈을 벌기 위한 수단이 되었다.

현대의 보존 기법

좀 더 최근에는 식품에 화학 물질을 넣어 유통기한을 늘렸다. 이런 첨가물이 없으면 현대의 가공식품도 그대로 두었을 때 신선한 고기, 생선, 채소와 마찬가지로 상하기 쉽다. 그 과정은 똑같아서, 세균의 과다 증식으로 식품이 상해서 먹기에 위험해지거나 내부의 지방과 기름이 산화되어 식품이 산패할 것이다. 식품 화학 첨가물은 세균과 진균의 생장을 제한하는 항균제 또는 식품의 산화를 억제하는 산화방지제 역할을 할 수 있다.

화학적 항균제

현대 식품에 흔히 사용되는 항균 첨가제에는 프로피온산 칼슘, 질산나트륨과 아질산나트륨, 아황산염이 포함된다. 프로피온산 칼슘(E282)은 구운 제품과 여타 가공식품에 사용된다. 이 첨가제는 산을 식품에 방출하는데 산성 환경에서는 세균이 쉽게 생장할 수 없다. 과다한 프로피온산 칼슘의 부작용으로는 복부 팽만감과 설사 같은 소화 문제가 있다. 또 어린이에게 ADHD를 유발할 우려가 있으며 동물 연구에서 자폐증과 관련된 것으로 나타났다.

질산나트륨은 비료와 폭발물을 만드는 데 사용되고 식물에서도 풍부하게 발견된다. 그래서 우리가 채소를 먹을 때 질산나트륨을 섭취하게 되지만, 가공하고 절인 고기에 인공적으로 질산나트륨을 첨가한 식품을 먹으면 향후 대장암에 걸릴 위험성이 증가한다.

황산에서 유래한 이산화황(E220)은 항균성과 항산화성 때문에 말린 과일 표면에 사용되어 과일의 선명한 모습을 유지하게 해준다. 이런저런 아황산염(E220~E228)[12]이 많은 식품에 항진균제와 항균제로 사용된다.[13] 아황산염 보존료가 식품 표면과 내부에 존재하면 천식, 발진, 피부 가려움증, 홍조, 복부 경련, 설사 등 자가면역과 여타 반응을 일으킬 수 있다고 알려져 있다. 또 아황산염은 장에 사는

---

12 E220 이산화황, E221 아황산나트륨, E222 중아황산나트륨, E223 메타중아황산나트륨, E226 아황산칼슘, E227 중아황산칼슘, E228 중아황산칼륨.

13 아황산염은 음료(코디얼, 포도주, 과일 주스, 청량음료), 비스킷, 빵, 피자 반죽, 말린 감자, 그레이비 과립, 소스, 과일 토핑, 새우에 보존제로 사용된다.

미생물, 즉 마이크로바이옴의 민감한 균형에 악영향을 주어 알려지지 않은 결과를 초래하는 것으로 보고되었다.

화학적 산화방지제

부틸하이드록시아니솔(E320)과 부틸하이드록시톨루엔(E321)은 식품에 첨가하면 산소 분자를 끌어당겨 흡수하는 석유화학 물질이다. 산소가 기름, 특히 가공식품에 든 건강하지 않은 식물성 유지와 반응하면 알데하이드와 케톤처럼 악취 나는 기체를 방출하는 반응이 일어난다. 그러면 기름 또는 기름을 함유한 식품에서 숙성 치즈 같은 냄새가 나는데 이 과정을 산패라고 부른다. '상한' 냄새가 나는 것이다. 이 부틸화 화학 물질은 돌아다니는 산소를 흡수해서 산패 과정을 지연시킨다.

이 물질들은 산화 방지 식품 첨가물일 뿐 아니라 화장품, 상업용 윤활유, 항공 연료에도 사용되며 방부제로도 쓰인다. 안타깝게도 이 화학 물질은 우리 냉장고와 팬트리에 흔히 있는 많은 식품에 존재한다. 미국 국립보건원에서는 발암물질(암을 유발한다는 뜻의 의학 용어)로 공식 인정했다. 수많은 동물 연구에서 부틸화 화학 물질 섭취와 피부암 위험의 연관성이 나타났음에도 여전히 세계 대부분의 지역에서는 부틸화 화학 물질이 가공식품 대부분에 소량 함유되므로 안전하다고 허가했다. 캘리포니아주는 예외로 공중보건 당국이 부틸화 화학 물질을 인체 발암물질에 포함시켰다.

산화방지제 중 하나인 삼차부틸하이드로퀴논(TBHQ, E319)은 훨씬 더 놀랍다. 마이클 폴란Michael Pollan은 자신의 저서『잡식동물의 딜레마The Omnivore's Dilemma』에 치킨 맥너깃에 TBHQ를 사용하는 실태에 관해 이렇게 썼다. "'신선도를 보존하려고' TBHQ를 너깃 자체나 너깃을 담은 상자 안에 직접 뿌린다.『소비자용 식품첨가물 사전A Consumer's Dictionary of Food Additives』에 따르면 TBHQ는 FDA가 가공업자에게 식품에 조금만 사용하도록 허용하는 일종의 부탄(즉 가벼운 유체)이며, 너깃에 든 기름의 0.02퍼센트 이내로만 허용할 수 있다. TBHQ를 1g 섭취하면 '구역, 구토, 이명, 섬망, 질식할 것 같은 느낌, 허탈'을 일으킬 수 있다는 점을 고려할 때 그렇게 제한하는 편이 좋을 것이다. TBHQ 5g을 섭취하면 죽을 수 있다."

당신의 적 또는 고객을 알라

2021년 보고서에 따르면 전 세계 가공식품 시장은 연간 2조 3,000억 달러의 수익을 창출한다. 막대한 이익을 내기 위해 식품 회사들은 고객을 사로잡을 수 있는 제품을 만들어 매출을 극대화하려 노력해왔다. 그들은 우리가 자사 제품에 매료되어 몇 번이고 다시 구매하고 싶게 만들어야 한다. 이를 위해 나와 여러분을 포함한 고객들이 음식에서 가장 즐거워하는 요소가 무엇인지 연구할 수천 명의 식품 과학자를 고용했다. 식품 과학자들은 우리가 음식을 선택하고 맛보고 씹고 먹을 때 선호하는 몇 가지 핵심 요소를 찾아냈다.

맛의 조합

모든 동물처럼 인간도 무엇인가가 먹을 수 있는 것인지 아닌지를 냄새와 맛, 생김새와 촉감으로 감지할 수 있다. 우리 혀에는 단맛, 신맛, 짠맛, 쓴맛, 감칠맛(단백질 같은 맛)을 느낄 수 있는 다섯 가지 센서가 내장되어 있다. 소금, 설탕, 감칠맛의 조합은 우리에게 완벽한 맛을 선사한다. 보통 우리가 고기를 먹을 때 경험하는 맛인 감칠맛은 글루탐산나트륨(MSG, E621)과 5′-질산염(5′-리보뉴클레오티드이나트륨, E635)을 첨가해 인공적으로 만들어낼 수 있다. 소금은 설탕이 든 음식의 쾌감을 한층 더 높인다. 식품 과학자들은 이상적인 첨가 비율이 소금 1~1.5퍼센트, MSG 0.15퍼센트, 질산염 0.02퍼센트라고 결론 내렸다. 이 비율로 첨가하면 가장 중독성 있는 맛이 난다.

마우스필

음식은 입안에 있을 때 미각을 자극할 뿐만 아니라 음식에서 어떤 느낌이 나고 밀도는 어떤지의 감각을 전해준다. 이를 마우스필mouthfeel이라고 한다. 맛은 음식 감각의 10퍼센트를 차지하지만 마우스필은 40퍼센트 이상의 역할을 한다. 마우스필에서 가장 중요한 두 가지 요소는 '역동적 대비'와 '입안 코팅'이다.

아삭함, 씹힘, 매끄러움, 뜨겁거나 차갑거나 미지근한 온도, 알싸함은 당신이 음식을 씹을 때 감지되는 방식의 예다. 한 음식에 아삭함, 끈적임, 알싸함 같은 다양한 마우스필 요소가 있으면 탐나는 음식이 되며, 이를 역동적 대비라고 한다.

식감의 두 번째 요소이면서 아마도 가장 중요한 부분은 입안 코팅이다. 이는 식품이 유화액, 즉 수성 식품과 지방성 식품이 함께 섞인 혼합물 상태로 있을 때 일어난다. 유화액은 입안에 아주 매력적인 '녹아내리는' 느낌을 준다. 그 예로 버터, 아이스크림, 초콜릿, 그리고 마요네즈나 샐러드드레싱 같은 다양한 소스와 드레싱 등이 있다.

선명한 색상

우리는 선명한 색상의 식품을 좋아한다. 진화적 관점에서 볼 때, 식용 과일은 동물에게 먹혀서 씨앗이 퍼지도록 유인하기 위해 선명한 색상을 발달시켰다. 동물로서 인간은 선명한 색상의 식품에 비해 베이지색이나 회색 식품을 맛없게 여긴다. 안타깝게도 베이지색이나 회색은 고도로 가공된 식품의 본래 색상이다. 그래서 사람들이 구매하도록 더 맛있어 보이는 식용 색소를 첨가하게 된다. 아삭함, 씹힘 등 여러 식감의 역동적 대비가 매력적인 것과 마찬가지로, 여러 선명한 색상이 식품을 밝게 만들면 더 먹음직스러워진다. 케이크를 여러 선명한 색상의 크림이나 스프링클로 장식하는 이유가 그것이다. 패스트푸드 식당은 대비를 이루는 색깔 재료인 상추, 토마토, 치즈를 버거에 넣어 거부할 수 없는 모습으로 만든 후 광고판에 올린다. 미슐랭 별을 받은 셰프들도 이 사실을 알고 있기 때문에 대표 요리에 다양한 마우스필과 색상을 조합한다. 특별히 즐겁고 의식적인 경험을 선사하기 위해서다(물론 계산서가 도착하기 전까지 그렇다).

열량 밀도

식품의 열량 밀도는 식품에 담긴 열량(에너지 단위)의 수치로, 그램 당 칼로리로 측정된다. 우리가 음식을 먹으면 위와 장은 그 음식이 함유하는 열량 수치를 감지하고 뇌에 이 정보를 전달한다. 물의 열량 밀도는 0이며 버터 같은 지방의 열량 밀도는 9kcal/g로 가장 높다. 실험에서는 먹는 음식에 관한 한 4~5kcal/g의 열량 밀도가 우리에게 가장 매력적인 밀도라고 밝혀졌다. 놀랄 것도 없이 현대 가공 식품 대부분의 열량 밀도는 4~5kcal/g다.

맛의 방정식

새로운 식품을 생산할 때 최종 계산은 위에 나온 요소들을 모두 조합한 결과다.

맛 + 색상 + 마우스필 + 입안 코팅 + 열량 밀도
= 궁극의 매력도와 중독성

어떤 식품의 열량 밀도가 최적 수준인 4~5kcal/g보다 낮으면 이를 만회하기 위해 색상, 마우스필, 맛을 첨가해야 한다. 풍미를 내고 색을 입힌 바삭한 팝콘을 생각해보라. 낮은 열량 밀도를 미각이 채워준다.

쾌락적 맛 코드

자발적 지원자들이 참여한 수년간의 연구와 수천 회의 시식 실험 덕분에, 식품 과학자들은 우리가 서로 다른 식품에서 경험하는 쾌감의 정도를 측정할 수 있었다. 이것이 우리의 쾌락적 맛 코드다. 힘든 연구 끝에 그들은 맛 코드가 작용하는 방식을 정확히 알아냈다. 우리가 어떤 음식을 가장 원하고 갈망하며 계속 다시 찾는지를 알아낸 것이다. 마치 소중하고 비밀이었던 맛 코드가 해킹되어 이 귀중한 데이터를 가진 사람에게 우리가 취약해진 것과 같다.

영리한 식품 과학자들은 이 데이터를 사용해 지나치게 맛있는 새로운 식품을 발명할 수 있었다. 대체로 설탕, 밀가루, 건강하지 않은 기름, 소금 등 비슷한 재료로 만들어진 저렴하고 영양가 낮은 식품들 그리고 갈망하고 과식하게 되는 식품들이다.

우리의 맛 코드는 우리의 생존을 돕기 위해 우리 안에 내재한, 식품 선택의 근간이다. 이제 식품 회사들이 그 지식을 획득했으니, 우리는 더 이상 우리가 먹는 음식을 전적으로 책임질 수 없다.

현실 세계에서, 그러니까 실제 음식 세계에서 완벽한 쾌감과 즐거움을 주는 식품은 존재하지 않는다. 아마 자연이 최선을 다해 만든 결정체는 색상이 선명하고 달콤한 생과일일 것이다. 그러나 현대의 제조 식품 덕분에 우리는 최고의 쾌감을 주는 식품을 매일 선택할 수 있다. 바삭하고 짭조름하면서 감칠맛 있고 쫀득한 프라이드치킨 또는 다양한 색(빵, 상추, 토마토, 치즈, 패티)을 화려하고 먹음직스럽게 조합해 다양한 맛(달콤한 빵, 패티, 케첩, 쫀득한 치즈)을 겹겹이 쌓은 햄버거 같은 패스트푸드를 예로 들 수 있겠다. 또는 대량 생산된 사탕이나 짭조름한 스낵, 그러니까 슈퍼마켓의 한가운데서 찾을 수 있는 화려하게 포장된 그 식품 또한 최고의 맛을 선사한다. 이들 식품 포장지 상당수에는 비타민 첨가, 무지방, 무가당, 심장에 좋은, 비건 친화적 등 건강과 영양 면에서 긍정적인 특성을 주장하는 내용의 라벨이 붙어 있다. 그러나 현대의 설계된 식품은 실제로 건강에 어떤 결과를 가져올까?

식품 영양학자들은 다양한 식품이 건강에 어떤 영향을 끼치는지 연구하여 먹어야 할 식품과 먹지 말아야 할 식품을 우리에게 알려준다. 그들은 식품을 여러 요소로 분해하는 경향이 있다. 예를 들어 콜레스테롤 함량이나 염분 함량을 분석할 수도 있고 특정 종류의 비타민이나 무기질에 집중하기도 한다. 한 가지 영양 성분을 사람들이 얼마나 먹는지 분석한 다음에 많이 섭취한 사람이 더 건강한지 아니면 더 아픈지, 일찍 사망하는지 아니면 더 오래 건강하게 사는지를 살펴본다.

이런 종류의 모집단 연구가 우리의 식품에 대한 조언에서 많은 부분을 차지한다. 하지만 이 연구들은 신뢰성 없고 부정확하기로 악명 높다. 그래서 식품 조언은 대개 부정확한 최신 연구에 따라 끊임없이 바뀐다. 달걀이 어떤 주에는 위험천만한 음식이었다가 다음 주에는 몸에 좋은 음식이 된다. 영양학자들의 조언은 우리를 혼란스럽게 한다. 그들은 식품을 개별 성분으로 분해해서 더 자연적인 신선

식품과 가공식품 간의 경계를 모호하게 만든다. 이를 식품 환원주의라고 부른다. 식품 환원주의가 최신의 영양 연구를 살펴보고 현재의 조언에 따라 성분을 더하거나 빼는 식품업계의 수중에 들어간다. 그 다음에는 판매를 촉진하려고 저지방, 저당, 저열량 같은 변화를 주어 광고할 수 있다. 별다른 지원 없이 고립된 신선 식품과 자연식품에는 이런 이점이 전혀 없다. 과일에 '저콜레스테롤'이라는 라벨을 붙이지 않고 육류에 '무가당'이라는 스티커를 붙이지 않는다. 우스꽝스러워 보일 테니 말이다. 우리는 이 식품들을 알고 있으며 그 안에 무엇이 들었는지도 안다.

가공식품을 더 많이 먹기 시작하면 비만이 될 위험이 있고 당뇨병이나 고혈압 같은 비만 관련 질환이 발병할 소지도 커진다. 게다가 이런 종류의 식품을 많이 섭취하는 개인이나 집단은 다른 '현대' 질환, 즉 심장질환, 관절염, 천식, 대장염 같은 염증성 질환이나 자가면역 질환으로 고통받는 경향이 있다. 또는 괴로운 섬유근육통이나 과민대장증후군 또는 알츠하이머병처럼 갈수록 흔해지고 있는 새로운 질병에 걸리기도 한다. 현대 식품이 현대 질환을 일으키는 것 같다.

과학자들에게 문제는 이 질환들이 가공식품과 관련되었음을 증명하는 것이다. 식품업계의 변호사들은 (앞선 내용처럼) 대부분의 식품이 어떤 식으로든 가공되었다는 점을 지적할 것이다. 영양학자들은 식품의 특정 성분에만 초점을 맞춰 신선 식품과 가공식품 모두를 기초 성분으로 환원하고 둘 사이의 차이점을 뒤죽박죽으로 만든다. 그들은 콜레스테롤이나 포화지방 또는 소금이나 설탕이 건강에 해롭다며 이 성분이 과다하게 함유된 식품을 줄여야 한다고 말한다. 하지만 그것이 자연식품인지 아니면 고도로 가공된 식품인지는 무시한다. 아울러 그 식품이 여러 재료, 보존료, 색소와 향미료를 조합한 설계 식품인지 아닌지도 신경쓰지 않는다. 공장에서 대량 생산되었다거나 몸에 좋다고 표시된 건강 라벨을 붙인 채 화려한 포장지를 입었다는 사실은 그들에게 중요하지 않다. 이 식품은 세계 전역으로 수출되어 슈퍼마켓 진열대에 몇 달씩 놓여 있다가, 식품 코드가 해킹된 부주의하고 취약한 사람들의 눈길을 사로잡을 것이다. 그렇다면 이 식품이 실제로 그들을 병들게 할까?

과도한 식품 가공이란 어느 정도를 뜻할까

2000년대 초반 영양과 건강에 관한 사람들의 관심과 함께, 브라질 의사이자 과학자인 카를로스 몬테이로Carlos Monteiro의 주장으로 식품 환원주의와 식품 가공에 대한 혼란이 부각되었다. 브라질 사람들은 전통적으로 자신들의 건강과 체력을 자랑스러워하지만, 몬테이로는 브라질 젊은이 중 비만 인구가 2002년 7.5퍼센트에서 2013년 17.5퍼센트로 10년 만에 두 배 이상 증가했다는 점을 지적했다. 역설적이게도 사람들은 이 시기에 설탕을 덜 구매했다. 하지만 몬테이로가 인구의 식습관을 더 자세히 분석해보니, 설탕 구매량이 줄고 주방에서 요리하고 빵을 구울 때 사용하는 설탕도 줄었지만 섭취하는 설탕의 총량은 상당히 증가했다. 이 설탕의 근원은 가공식품이었다. 사람들이 요리와 빵 굽기는 덜 하지만 만들어서 파는 가공식품은 더 많이 섭취하면서 분명히 건강에 악영향을 받고 있었다.

몬테이로는 건강한 식생활에 대한 전통적인 정부의 조언이 '식품 피라미드'에 기반한다는 점을 지적했다. 미국 농무부(USDA)에서 1992년에 발표한 원래의 식품 피라미드에서는 정제하지 않은 통곡물로 만든 파스타, 밀, 쌀 같은 '복합' 탄수화물을 포함해 가장 많이 먹어야 하는 식품을 맨 아래쪽에 표시한다. 그 위층은 과일과 채소(3~5인분) 구역이다. 피라미드 위로 올라가면서 육류, 어류, 유제품(2~3인분)이 있고 맨 위층은 지방, 기름, 당류(조금만 사용)가 차지한다. 그러나 몬테이로는 사람들이 섭취하는 식품 중 상당수가 피라미드에 포함되어 있지 않다고 지적하면서 극도로 가공되거나 고도로 정제된 식품이 이에 해당한다고 말했다. 사람들은 정부의 식생활 조언을 무시하고 있었다. 몬테이로는 2011년에 "피라미드를 무너뜨릴 때가 되었다"라고 썼다. 얼마 지나지 않아 브라질 정부는 몬테이로의 조언을 받아들여 그대로 실행했다. 브라질 정부는 완전히 새로운 개념의 식품 분류법을 도입해, 초가공 식품이 건강에 해롭고 집에서 요리한 신선한 음식이 건강을 지켜줄 것이라고 강조했다. 그들은 새로운 별을 뜻하는 노바NOVA라는 새로운 체계를 갖추었고, 피해야 할 음식 종류를 구체적으로 정의했다. 가공식품을 더 잘 이해하기 위해 NOVA 체계를 더 자세히 살펴볼 가치가 있다.

NOVA 분류

NOVA는 식품을 네 가지 범주로 구분한다.

1군 NOVA 식품은 '가공되지 않거나 최소로 가공된 식품'이다. 가공되지 않은 식품은 자연에서 바로 온 식품으로 채소, 과일, 육류, 어류 등이 있다. 최소로 가공된 식품에는 건조하거나 저온 살균하거나 냉동한 식품이 포함된다. 예를 들어 생과일이나 냉동 과일, 생채소나 냉동 채소, 통곡물 쌀, 거칠게 빻은 곡물(메밀 등), 달걀, 콩류(렌틸콩, 병아리콩 등), 무염 견과류, 우유, 요구르트, 신선하거나 얼린 육류와 어류, 생으로 된 상태이거나 말려서 자른 허브와 향신료, 차, 신선한 커피 등이 있다.

2군 NOVA 식품은 1군 신선 식품을 요리하고 맛을 더하기 위해 사용되는 요리재료다. 소금, 설탕, 가루, 기름이 여기에 포함된다. 이 식품군은 '가공된 요리 재료'로 분류된다.

3군은 '가공식품'이라고 불리며, 1군에 나오는 자연식품을 보존하기 위해 보통은 산업적으로 소금, 설탕, 기름 같은 2군 식품의 재료를 사용해 가공한 식품을 포함한다. 식초나 소금에 절이거나, 발효하거나, 통조림으로 만든 식품이 3군에 들어간다. 비정제 밀가루, 효모, 물, 소금만으로 만드는 사워도우처럼 전통 방식으로 만든 빵도 마찬가지다. 3군에 속하는 식품의 예로는 치즈, 햄, 통조림 채소와 펄스, 정어리 같은 통조림 생선, 소금에 절인 견과류, (소금에 절이거나 말리거나 큐어링해서) 보존된 고기, 그리고 맥주와 포도주처럼 발효된 알코올음료 등이 있다.

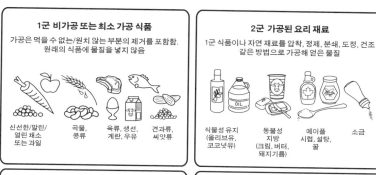

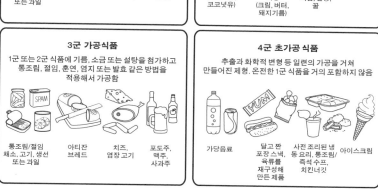

NOVA 식품 분류 체계

NOVA 식품 분류 체계의 4군은 '초가공 식품'이다. 이 식품들도 소금, 설탕, 기름, 가루 등 2군에 있는 재료, 즉 가공된 요리 재료 중 상당수를 사용한다. 그러나 셰프가 주방에서 하듯 1군 재료를 더 맛있게 하려고 이 재료들을 조금만 사용하는 것이 아니라, 다량으로 사용할 뿐 아니라 비산업적 주방에 생소한 인공 향미료, 유화제, 색소를 혼합해서 아주 맛있게 만들어낸다. 이 현대 식품은 공격적으로 마케팅되며 저렴한 재료로 인해 수익성이 매우 높다. 초가공 식품은 아주 간편해서 언제 어디서나 먹을 수 있으며 종종 갓 만든 식사를 대체하곤 한다.

몬테이로는 이 식품군이 "대부분 산업용으로만 사용하는 재료들을 배합하며, 대개 일련의 산업 기술과 공정을 거쳐 만들어진다"고 썼다. 이 식품들은 에너지 밀도가 높고 영양상으로 불균형한 경향이 있다.

초가공 식품의 예로는 아침 식사용 시리얼과 바, 포장된 빵, 치킨 너깃, 피쉬핑거, 버거, 핫도그, 사전 조리된 피자와 파스타, 페이스트리, 케이크, 마가린과 스프레드, 인스턴트 누들, 분말 수프, 가당 요구르트, 가당 주스, 코카콜라 같은 탄산음료, 아이스크림, 비스킷, 과자 등이 있다.

새로운 식이 지침

2014년에 브라질 정부는 새롭고 독특한 영양학적 조언을 브라질 국민에게 발표했다. 다른 국가들이 자국의 식품 피라미드를 고집하고 사람들이 조언을 계속 무시하는 동안 브라질은 NOVA 식품 분류를 공개했다. 권고 사항은 다음과 같다.

- 초가공 식품(NOVA 4군)을 피하라.
- 식사 사이에 간식을 피하라.
- 건강한 음식을 위해 시간을 내라.
- 식사를 규칙적으로 하고 가능하면 사람들과 함께 식사하라.

- 요리할 줄 모른다면 요리하는 방법을 배워라.
- 온갖 형태의 식품 광고를 조심하라.

예상대로 모든 식품이 어떤 식으로든 가공되어 있다는 신념을 유지하고 싶어 하는 식품업계가 NOVA 체계에 강력히 대응했다. 정상적 동료심사 과정을 거치지 않은 일련의 과학 논문들이 이 새로운 지침을 비판했는데, 알고 보니 식품업계에 고용된 과학자들의 편향된 시각을 담고 있었다.

NOVA 식품 분류는 이제 전 세계적으로 인정받고 있으며, 확신하건대 결국에는 식품 피라미드 또는 최근에 미국과 영국의 영양학자들이 만든 마이플레이트MyPlate와 잇웰 플레이트Eatwell Plate 지침을 대체할 것이다. 지금 나와 있는 미국과 영국의 지침들은 합리적으로 보이지만, 사람들이 대부분 권장 식품을 먹는 대신 더 맛있고 저렴하면서 간편한 초가공 식품을 선호하고 있다는 사실을 간과한다.

브라질 정부에서 NOVA 지침을 발표한 이후로 인근의 몇몇 남미 국가들은 초가공 식품이 비만과 당뇨병 비율을 증가시켜 자국민의 건강을 해치고 있다며 우려를 나타냈다. 지금 페루, 에콰도르, 우루과이는 커지는 건강 위기를 극복하고자 시민들에게 초가공 식품을 멀리하라고 당부하고 있다.

식품을 초가공 식품이냐 아니냐로 분류해서 얻는 이득은 무엇일까? 그것은 마침내 이 식품의 영향을 측정할 수 있게 되었다는 것이다. 브라질, 미국, 스페인, 프랑스에서 이루어진 대규모 연구는 초가공 식품이 비만을 유발한다는 의혹이 사실임을 확실하게 증명했다. 추가 연구에서는 예상대로 현대 식품이 심장질환부터 우울증과 소화불량에 이르기까지 여타 전반적인 현대 질병과 관련이 있음을 보여주었다. 프랑스에서 10만 명의 식습관을 분석한 최근 연구는 초가공 식품과 암 사이의 우려스러운 연관성을 발견했다. 2019년 영국에서 1만 9,000명이 넘는 참가자의 식습관을 조사한 연구에서는 가공식품을 하루에 1인분 섭취할 때마다 연간 사망 위험이 18퍼센트 증가하는 것으로 밝혀졌다.

이제 초가공 식품을 분류할 수 있으므로, 초가공 식품을 비만 및 나쁜 건강과 관련짓는 더 많은 연구를 기대할 수 있다. 사람들 대부분이 열량의 절반 이상을 이런 종류의 식품에서 얻으므로 우리는 초가공 식품에 함유된 성분을 더 잘 알아야 할 것이다. 다음 장에서는 초가공 식품이 무엇으로 만들어지고 각각의 성분이 우리 몸과 건강에 어떤 영향을 미치는지를 정확히 알아보려 한다.

3장 | 초가공 식품

무엇으로 만들어져 있을까?

2장에서는 초가공 식품이 특별히 우리의 쾌락 중추를 자극하도록 고안되었다는 사실을 배웠다. 초가공 식품은 선명한 색을 띠고 쾌감을 주는 향미와 마우스필이 결합되어 있어, 우리는 초가공 식품을 계획보다 더 많이 사고 먹는 경향이 있다. 그러나 이런 식품이 건강에 해로운 이유는 구체적으로 무엇일까? 이에 대한 지식을 얻고 나면 건강한 식습관으로 바꿀 준비와 정보를 훨씬 더 잘 갖추게 될 것이다.

초가공 식품을 공통적인 부분으로 나눠보자. 대부분의 초가공 식품은 다음 조합으로 구성된다.

에너지 부분

이는 초가공 식품의 대부분을 차지한다. 기본적인 첨가물에는 고도로 정제된 가루(옥수수, 밀, 전분 등), 설탕[14], 식물성 유지(대개 옥수수, 야자, 목화씨, 잇꽃, 유채씨, 해바라기)가 있다. 원래 이 품목들은 NOVA 분류 체계의 2군에 해당하는 요리 재료로, 자연식품을 더 쉽고 맛있게 요리하도록 돕는 역할을 한다. 그런데 초가공 식품에서는 음식의 주재료가 되며 열량으로 가득하다. 인간의 쾌락적 맛 코드에서 열량 밀도가 매우 중요하므로 우리는 자연스럽게 이런 종류의 음식을 선호한다. 음식에 함유된 열량은 우리가 어떤 종류의 음식을 다른 음식 대신 선택하는 데 중요한 고려 사항이다. 하지만 초가공 식품의 위험은 이 열량과 함께 묶인 다른 재료에서 비롯된다. 4장에서 알아보겠지만 설탕, 정제 탄수화물, 식물성 유지는 모두 인슐린 신호 전달을 방해함으로써 무의식적으로 체중을 조절하는 인체의 정상적인 능력을 저지한다.

유화제

지방과 물은 본래 섞이지 않으므로 지용성 재료와 수용성 재료

---

14 식품 라벨에 설탕은 다음과 같이 적혀 있을 수도 있다. 아마자케, 애플슈가, 바나나슈가, 보리맥아, 사탕무설탕, 당밀, 버터시럽, 사탕수수즙 결정체, 캐러멜, 카비톨, 캐롭설탕, 옥수수시럽, 대추설탕, 디아스타제, 당화맥아, 에틸말톨, 과당, 과즙(과즙 농축액), 갈락토오스, 포도당 고형분, 포도당, 고과당 옥수수시럽, 꿀, 전화당, 유당, 로커스트콩검, 말토덱스트린, 말토스, 만노스, 당밀, 막설탕(panocha), 골든시럽(refiners syrup), 쌀조청, 소르비톨, 수크로스, 트리클, 터비나도 설탕, 잔탄검.

를 섞어줄 무언가가 필요하다. 이때 유화제가 들어간다. 유화제에는 물 또는 거의 물로 이루어진 물질을 끌어당기는 부분과 기름을 끌어당기는 부분이 있다. 기름과 물을 함유한 식품이나 소스에 유화제를 넣고 기름방울이 깨지도록 휘저으면 유화제가 작용해서 기름과 물 부분을 함께 붙잡아 분리되지 않게 한다. 셰프들은 올랑데즈, 디종네즈, 샐러드 비네그레트 등 맛있는 소스를 결합하려고 달걀노른자, 머스터드, 꿀 같은 천연 유화제를 사용한다.

유화제가 필요한 일반적인 초가공 식품에는 슈퍼마켓의 빵 판매대에 있는 모든 식품을 비롯해 코티지 치즈, 아이스크림, 아몬드유와 두유, 크림, 양념, 소스가 포함된다. 초가공 식품에 사용되는 유화제의 문제점은 그 유화제가 자연식품이 아니라 인공 화학 물질이라는 점이다. 알아두어야 할 주요 인공 유화제는 폴리소르베이트 80(E433)과 카복시메틸셀룰로스(E466)다. 이 물질들은 대사증후군(비만과 당뇨병) 발병과 관련이 있고, (이 유화제가 들어가는 식품을 깨뜨리려고 만들어진 그 목적대로) 장 내막을 손상시켜 염증, 대장염, 면역 문제를 일으킬 수 있다.

보존료

이전 장에서 설명했듯 보존료는 세균이나 진균의 과다 증식을 늦춰 초가공 식품의 유통기한을 늘리는 데 꼭 필요한 물질이다. 그 예로 프로피온산칼슘, 질산나트륨, 아황산나트륨 등이 있다. 이 물질들은 배탈, 발진, ADHD, 자폐증, 대장암, 천식과 관련이 있는 것으로 알려져 있다. 그밖에 산화로 인한 산패 현상을 막으려 사용하는 보존료에는 (잠재적 암 유발 위험성이 있는) 부틸하이드록시아니솔과 부틸하이드록시톨루엔이 포함된다.

고결방지제

열대 지방의 습한 나라에 있는 식당에서 소금통에 든 쌀알을 본 적 있는가? 쌀은 천연 고결방지제의 훌륭한 예다. 쌀알은 공기 중의 수분을 흡수해 소금이 덩어리로 뭉치지 않게 막는 역할을 한다. 쌀알은 소금보다 수분을 더 강하게 끌어당겨 소금을 건조한 분말 형태로 유지시킨다.

가공식품에서 가루나 분말이 덩어리로 뭉치지 않게 하려면 고결방지제가 필요하다. 흔히 사용되는 고결방지제는 페로시안화나트륨, 이산화규소, 탄산수소나트륨, 규산칼슘, 제삼인산칼슘이다.

> **우리가 나무를 먹는 이유**
> 셀룰로스(E460)*로도 알려진 목재 펄프는 가공식품에 가장 흔히 사용되는 성분 중 하나다. 인체에서 소화되지 않고 그대로 배설되는, 식물 내 탄소 사슬(C-C-C)로 만들어진다!

셀룰로스는 톱밥을 고온·고압으로 처리한 후에 추출된다. 가공식품에 첨가물로 쓰이는 셀룰로스의 장점은 유화제와 고결방지제, 그리고 식품을 더 크고 맛있어 보이게 만드는 '증량제' 또는 충전제로 작용한다는 점이다.

매우 저렴한 셀룰로스인 톱밥은 가공식품에 자주 사용되며 흰 빵, 인공 치즈, 비건 고기, 아이스크림, 크래커, 피자 크러스트, 팬케이크 믹스, 케이크, '건강한' 스낵바, 치킨너깃, 많은 '다이어트' 식품, 젤리, 파이 필링, 소스에 들어가기도 한다.

기본적으로 종이와 판지를 제조할 때처럼 대부분의 가공식품도 셀룰로스 형태로 목재를 함유한다.

❋ 셀룰로스는 식품 라벨에 셀룰로스검, 분말 셀룰로스, 미세결정셀룰로스, 카복시메틸셀룰로스, 미세결정셀룰로스 또는 MCC 등으로 표기된다.

향미료

가공식품은 특별한 색이 없고(색소를 넣기 전까지는 회색이다) 향미도 없다. 그러나 '향미 산업' 덕분에 지금 우리에게는 자연식품의 맛을 흉내낼 수 있는, 인공적으로 생산되는 향미료가 있다. 인공 향미료는 천연 재료나 먹을 수 있는 재료에서 유래하지 않은 합성 화합물로, 실험실에서 각각의 향미료를 공들여 개발한다. 향미 산업은 향미료를 개발하고 생산해 전 세계에 판매하며, 초가공 식품 섭취량이 증가할수록 점점 더 중요해질 것이다. 향미 산업은 진짜 식품의 향미를 흉내낸 향미료를 생산하려 한다. 뿐만 아니라 식품 과학자들은 인간을 즐겁게 하지만 자연에서 절대 발견할 수 없는, 투티프루티(tutti-frutti, 여러 가지 과일을 잘라 넣은 아이스크림-옮긴이) 향처럼 완전히 새로운 향미 조합물을 획기적으로 생산하려 한다. 일단 개발되고 특허를 받으면, 인기 있는 향미료는 식품 향미료 회사에 매우 귀중한 자산이 될 수 있다. 2021년도 식품 향미 산업의 추정 가치는 127억 달러였다.

2018년에는 엄격하다는 안전성 검사에도 불구하고 여섯 가지 화학적 향미료가 암 발생 위험(동물 실험에서) 때문에 미국 식품의약국(FDA)에 의해 시장에서 퇴출당했다. 벤조페논, 에틸아크릴레이트, 유제놀 메틸에테르, 미르센, 풀레곤, 피리딘 등의 향미료들은 시트러스, 민트, 페퍼민트, 시나몬의 천연 향미를 모방한 것으로 케이크, 사탕, 껌에 사용되어왔다. 또 FDA는 이 향미료들을 전자담배에 사용하는 것도 금지했다.

인간의 관점에서 볼 때 식품 향미료의 문제점은 때때로 그 향미료가 너무 진짜 같아서 우리 마음과 몸을 속이기도 한다는 점이다. 예를 들어 우리 몸에 비타민이나 무기질 수치가 낮다면 우리는 그 성분을 포함한 식품을 갈망하고 섭취하려 들 것이다. 만약 비타민 C 수치가 낮다면 시트러스 맛이 나는 식품을 원하기 시작할 것이다. 이는 어떤 식품에 비타민 C가 존재한다고 자연이 우리에게 알려주는 단서다. 같은 논리로 당신이 시트러스 맛이 나는 가공식품을 발견하면 그 맛 때문에 과잉 섭취할 수도 있다. 그러나 이 식품을 얼마나 많이 섭취하든 상관없이 그 식품은 몸에 필요한 비타민을 제공하지 않을 것이다. 이미 배웠듯 그런 식품이나 음료는 어떤 종류의 영양소도 부족하며 오히려 건강에 좋지 않은 열량(즉 설탕, 밀가루, 비천연 유지)으로 가득할 가능성이 높다.

미국 FDA가 승인한 1,300가지 식품 향미료가 있지만, 한 식품에 어떤 개별적인 향미료가 들었는지를 확인하기는 매우 어렵다. 향미 레시피는 비밀에 싸여 있어(코카콜라의 향미 조합이 복제될 경우 코카콜라가 감당해야 할 비용을 생각해보라), 식품 회사가 해야 하는 일이라고는 성분 라벨에 '향미료 첨가'라는 문구를 넣는 것뿐이다.

향미료 섭취가 인간의 건강에 얼마나 장기적으로 영향을 미치는지에 대한 연구는 충분하지 않지만, 향미료가 알레르기, 두통, 메스꺼움, 어지러움, 피로, DNA 손상 등의 증상을 일으킬 수 있다는 점을 우리는 알고 있다.

단백질 파우더

육류와 채소의 천연 단백질은 염화수소(인체의 위장에 존재하는 염산과 같은 물질)와 섞거나 트립신(채식주의자의 경우 파파야나 무화과에서 또는 동물 췌장에서 추출)이라는 소화 효소를 첨가해 단백질 파우더로 전환할 수 있다. 이 '가수분해 단백질 파우더'는 우유 단백질(유청), 동물의 뼈·연골·피부(젤라틴), 소가죽(소 콜라겐) 또는 식물성 식품(완두콩, 쌀 또는 대마)으로 만들어진다. 보디빌더를 비롯한 운동선수들이 근육을 늘리기 위한 보충제로 사용하는 단백질 파우더와 동일하다. 가수분해 단백질은 식품 향미료로 또는 반려동물 식품에도 사용된다. 인공적으로 만들어진 이 단백질은 최근에 인기 있는 인공 '비건 고기'의 많은 부분을 차지하기도 한다. 단백질 파우더는 불안, 천식, 주의력결핍증후군, 복부 팽만감, 설사, 혼동, 어지러움, 졸음, 불면증, 심장 문제를 일으킬 수 있다.

색소

식품 과학자들에게 배웠듯, 인간은 선명한 색깔의 음식을 좋아하며 접시에 다양한 색의 음식이 담겨 있는 것을 선호한다. 우리가 알다시피 식물이 생산하는 천연 식용 색소(식물 화학 물질 포함)는 대부분 항염증 및 항산화라는 건강상 이점이 있다. 또 우리는 선명한 색깔의 과일과 채소가 본래 건강에 좋다는 사실을 무의식적으로 안다. 마찬가지로 어떤 음식이 맛있어 보이면 그 음식이 몸에 좋을 것 같다고 생각한다.

색을 향미와 맞추기

고도로 가공된 식품의 원래 색은 칙칙한 베이지에서 밝은 회색 사이 어디쯤으로, 특히 향미료를 넣기 전의 밋밋하고 화학적인 맛을 고려하면 결코 식욕을 돋우지 않을 것이다. 가공식품에 향미를 더한 다음에는 적절한 색을 선택하는 경우가 많다. 색상은 향미가 흉내내려는 자연식품의 색과 비슷할 가능성이 크다. 예를 들어 레몬맛이나 바나나맛 식품은 노란색으로, 체리향 식품이나 음료는 빨간색으로 만들 테고 민트향 식품은 녹색과 맞출 것이다.

식품 색을 바꾸기 위해 두 종류의 색소, 즉 식물에서 추출한 천연 식용 색소 또는 일반적으로 콜타르에서 유래된 합성 인공 색소를 사용할 수 있다.

천연 식용 색소

천연 식용 색소는 수백 년 동안 사용되어왔다. 가장 흔히 사용되는 색소는 다음과 같다.

클로로필

지구상에서 발견되는, 가장 널리 퍼진 천연 색소다. 열대우림과 초원 그리고 호수와 바다에 있는 조류와 플랑크톤의 녹색을 담당한다. 이 천연 녹색은 민트향과 라임향 아이스크림 같은 식품을 자연 식품과 같은 색처럼 보이게 하려고 사용된다. 녹색 클로로필 염료는 친유성이며 대개 시금치, 파슬리, 쐐기풀에서 추출된다.

카로티노이드

식품에 따뜻한 주황색, 노란색, 빨간색 등을 입히는 색소다. 카로티노이드는 당근, 고구마, 붉은 고추, 토마토, 사프란, 호박에서 추출되며 마가린과 가공치즈 같은 인공 유제품뿐만 아니라 청량음료의 색을 내는 데도 사용된다.

커큐민(강황)

식품에 짙은 노란색 또는 주황색을 부여한다. 가공된 수프, 피클, 사탕류에 들어가기도 한다.

베타닌

짙은 보라색을 내며 비트에서 자연적으로 발견되고 추출된다. 성질이 불안정하고 빛에 노출되면 탈색될 수 있어서 아이스크림과 요구르트에 소량 사용된다.

안토시아닌

빨간색, 파란색, 보라색을 띤 이 색소는 블랙커런트, 체리, 딸기, 적양배추에 천연으로 존재한다. 이 색소의 색깔은 주변 산도에 따라 달라져서, 산도가 증가하면 파란색에서 빨간색 쪽으로 변한다. 안토시아닌은 청량음료, 잼, 과자류에 사용된다.

인공 식용 색소

지난 몇십 년 간 식용 색소에 대한 수요가 증가하면서 천연 식용 색소의 가격도 덩달아 올랐다. 비용 상승뿐만 아니라 천연 식용 색소의 또 다른 단점은 불안정성이다. 천연 색소는 일정 기간이 지나면 색이 희미해지기 시작한다. 이런 이유로 지금은 식품에 인공 식용 색소를 더 흔히 사용한다. 인공 색소는 천연 색소보다 더 밝고 잘 바래지 않고 열에 강하며 무엇보다 훨씬 더 저렴하다.

대부분의 인공 식용 색소는 콜타르에서 유래하며, 따라서 엄밀히 말하면 식품이 아니다. 하지만 식품 회사들은 인공 색소를 소량으로 사용하면 위험하지 않다며 많은 국가의 식품안전 기관을 안심시키고 사람이 섭취하기에 적합한 식품으로 가까스로 통과시켰다. 그러나 이에 대한 의견 일치는 전혀 없다. 특정 인공 식용 색소를 어떤 국가에서는 금지하고 어떤 국가에서는 금지하지 않으며, 일부 정부에서는 특정 색소를 식품 회사가 "자발적으로 사용 중단"하라고 요청한다.

인공 식용 색소는 염증성 및 자가면역 질환(천식, 관절염, 섬유근육통, 대장염), 암 위험, 과잉행동, 주의력결핍장애, 알레르기 등 많은 현대 질병과 큰 연관성이 있다.

인공 식용 색소가 여전히 합법적이라는 현실은 식품 회사가 정부의 안전성 기준 문턱에 미칠 수 있는 영향력을 보여주는 증거다. 우리는 음식을 눈으로도 먹으므로 선명한 색상의 식용 색소가 없다면 가공식품 산업 전체가 붕괴할 것이다. 이 식품들이 갑자기 밋밋하고 맛없어 보일 테고 팔리지도 않을 테니 말이다. 많은 돈이 걸려 있다.

이제 초가공 식품을 구성하는 다양한 요소를 이해했으므로, 자연스럽게 초가공 식품이라고 여겨지지 않을 수도 있지만 '건강에 좋고 지속 가능한 식품'으로 자주 마케팅되는 한 제품을 살펴보자.

비건 고기의 증가

동물성 식품을 먹지 않는 채식주의Veganism는 특히 부유한 서구 국가의 젊은 세대들 사이에서 점점 인기를 얻고 있다. 이 움직임은 농장 동물이 인도적으로 사육되지 않고 일찍 잔인하게 죽는다는 우려와 동물의 탄소 배출이 지구 온난화에 미치는 영향력에 대한 인식 때문에 부분적으로 성장해왔다.[15] 비건들은 동물성 식품을 먹는 것이 잔인할 뿐만 아니라 축산업이 환경을 파괴해 인류의 생존을 위협한다고 생각한다. 이런 걱정은 소셜미디어의 양극화 효과로 더욱 확대되고 강조된다.

최근 채식주의가 인기를 얻고 있지만, 인간은 본래 고기의 맛과 식감을 즐기도록 설계되어 있다. 이는 피할 수 없는 일이며 우리 유

---

15 여기서 무시된 내용은 소의 탄소 배출이 소가 풀/건초 먹이로 섭취한 탄소에서 나온다는 점이다. 소는 풀의 탄소로부터 만들어지고, 5장에서 설명한 탄소 순환의 일부로서 소의 탄소 배출은 그 소가 먹은 풀에서 나와 새로 자라나는 풀로 돌아갈 것이다. 따라서 석유나 석탄을 태워 발생하는 탄소 배출과는 달리 동물의 탄소 배출은 탄소 중립적이다.

전자의 풍부한 태피스트리 중 일부분, 다시 말해서 일종의 생존 메커니즘이다. 가장 적극적인 채식주의자, 동물권 운동가 또는 환경 운동가조차도 이 유전된 음식 취향을 피하거나 부정할 수 없으며 선택 사항도 아니다. 인간의 본능적인 고기 사랑을 이해하는 식품업계 사람들은 세계적인 비건 트렌드를 놓치지 않았다. 수익성이 매우 높은 시장, 즉 비건 또는 식물성 고기 시장에 대한 엄청난 기회를 포착한 것이다.

식품 과학자들은 고기의 색깔, 식감, 풍미를 성공적으로 정확히 흉내낼 수 있게 되었다. 임파서블푸드Impossible Foods와 비욘드미트Beyond Meat 같은 회사들이 새롭게 발명한, 극도로 가공한 비건 고기는 환경과 동물 학대에 대한 우려뿐만 아니라 동물 고기가 건강에 나쁘다는 (잘못된) 인식에도 강한 영향을 받아 최근에 점점 더 인기를 얻고 있다. 비건 고기는 건강에 좋고(육류가 아니라서) 환경에 좋으며(지구를 지키므로) 인도적인(농장 동물들이 존재하지 않아도 되므로) 식품으로 교묘하게 마케팅된다. 맛있으면서도 건강하고 환경친화적인 식품이라는 인식이 폭넓은 인기를 얻고 있다. 유니레버Unilever는 2025년까지 식물성 고기에 대한 해외 영업 목표를 10억 달러로 잡았다. 전체적으로 볼 때 식물성 고기 시장은 2022년도에 79억 달러 가치였고 앞으로 5년 이내에 150억 달러 이상으로 성장하리라 예상된다.

그러나 식물성 고기에 대한 동물 학대와 환경 논쟁은 제쳐두고, 식물성 고기는 실제로 건강에 더 유익할까? 이 책을 위한 연구의 일부분으로, 그리고 비건 친구의 권유로 나는 그 새로운 비건 고기를 먹어보기로 했다. 우리는 패스트푸드점에 비건 버거를 주문했고 15분 안에 배달기사가 도착했다. 비건 버거는 필수적인 상추와 케첩도 들어가서 진짜 고기 버거와 똑같아 보였다. 고기와 비슷한 맛이 났고 밀도와 씹히는 느낌도 진짜 고기 같았다. 삼킬 때 느낌이 좋았고 예상한 대로 포만감을 주는 듯했다. 그러나 내가 이 기적의 식품 개발을 곰곰이 생각하고 몸이 비건 버거의 내용물을 소화하고 흡수하기 시작하면서 다른 느낌이 들기 시작했다. 우리는 대개 패스트푸드를 먹고 나서 약간의 메스꺼움, 복부 팽만감, 건강하지 않은 무엇인가를 먹었을 때의 일반적 느낌을 경험한다. 그런데 이번에는 훨씬 더 나빴다. 마치 고도로 가공되고 매우 인공적인 무엇인가를 소화하고 있는 것처럼 느껴졌다. 향미가 입에 퍼지자 불쾌한 뒷맛이 느껴졌다. 인공 성분이 몸 안에 흡수되어 내 몸의 일부가 되었고, 말할 수 없는 대사 및 염증성 혼란이 느껴졌다. 비건 고기를 먹어본 느낌은 이 기적의 음식이 광고처럼 건강에 좋지도 온전하지도 않다는 것이었다.

비건 고기에는 무엇이 들어갈까?

비건 고기는 여러 종류의 가루(감자 전분, 대두, 밀, 완두콩), 가수분해 단백질, 식물성 유지(대개 카놀라와 코코넛), 셀룰로스(목재 펄프), 색소, 향미료를 조합해 만들어진다. 초가공 과정에서 식품의 천연 비타민이 대부분 사라지므로 철분과 함께 이런 물질들을 첨가하는 것이다. 고기의 맛은 헴heme 분자에서 나온다. 이 성분은 동물 혈액의 헤모

글로빈에서 발견되며 고기에 맛을 부여한다. 헴은 채소류에도 존재해서 화학적으로 추출할 수 있지만, 더 흔하게는 유전자 변형 버섯에서 추출한다. 식물성 고기의 원래 색은 회색이므로, 레드오렌지 염료인 안나토(E160b)로 식물성 고기에 색을 입힌다. 비트즙은 고기를 자를 때 피가 나오는 듯한 착시 효과를 주려고 사용한다.

식물성 고기는 고도로 정제된 채소, 씨앗 기름, 나무를 원료로 하지만 채소 섭취로 얻을 수 있는 유익한 효과를 제공하지는 않는다. 항염증과 항산화 효과를 제공하는, 건강에 좋은 파이토케미컬은 가공 과정 초반에 제거된다. 오레오가 초가공 식품이면서도 비건 친화적인 것처럼 식물성 대체육 역시 공교롭게도 식물성 재료로 만들어진 초가공 식품이다. 식물성 고기를 다른 범주의 식품으로 분리해 생각해서는 안 된다. 향미료와 색소를 첨가한 아이스크림이든, 크래커나 빵이든, 심지어 우리가 미래의 현대식 주방에서 본 중독성 강한 감자칩이든, 식물성 고기도 다른 초가공 식품처럼 건강에 해로운 영향을 미칠 가능성이 있기 때문이다.

서구형 질병의 증가

나는 최근에 카리브해 지역으로 대서양 횡단 비행을 했다. 비행기가 이륙하려 활주하고 있을 때 승무원이 기내 방송으로 비행기에 타고 있는 한 아이가 '공기 중 물질로 인해' 심각한 땅콩 알레르기가 일어났다고 탑승객들에게 경고했다. 이 불쌍한 아이에게 일어난 알레르기 반응은 통로 건너편에 있는 사람이 땅콩 봉지를 여는 것만으로도 촉발될 수 있다. 식품 알레르기가 특히 아이들에게 더 흔해지고 더 심해지고 있는 걸까?

우리는 초가공 식품을 더 깊이 들여다보면서 음식이 아닌 첨가물이 초가공 식품에 들어간다는 사실을 배웠다. 이 첨가물들은 주의력결핍장애, 과잉행동, 자폐증, 알츠하이머병 같은 신경계 질환을 포함해 지난 30~40년 동안 선진국에서 점점 더 널리 퍼진 수많은 질환과 개별적으로 연관되어왔다. 또 암 위험(동물실험에서)을 증가시키고 천식, 통증을 수반한 관절염, 염증성 및 자가면역 질환의 원인이 되기도 한다. 심각하고 때로는 생명을 위협하는 알레르기가 특히 어린아이들에게서 증가하고 있다.

개별적인 식품 첨가물과 이 질환들 사이의 연관성은 잘 알려져 있다. 정부 식품안전 기관은 단일 첨가물이 이 질환들과 연관되어 있으나 소량으로 먹으면 괜찮다고 여겨진다며, 이 물질들의 식품 사용을 금지하지 않는 정책을 정당화한다. 하지만 우리는 각각의 초가공 식품 안에 들어 있는 '여러' 다양한 종류의 첨가물을 섭취하고 있다. 이 첨가물들을 함께 섞었을 때 미치는 영향은 검사되지 않아 밝혀진 바가 없다. 나는 오늘날 우리에게 영향을 주는 현대 질병 중 상당수의 근본 원인이 가공식품 첨가물이라고 생각한다.

소말릴란드

　1980년대 중반 에티오피아에서 발생한 심각한 기근을 기억할 것이다. 기근 구호를 위해 싱어송라이터 밥 겔도프Bob Geldof는 런던과 미국에서 라이브 에이드 자선공연을 기획하고 〈그들은 지금이 크리스마스인 걸 알까요?〉라는 자선곡을 발표했다. 라이브 에이드 자선단체는 필요한 자금을 조성해 도움이 필요한 사람에게 식량과 의료를 지원하는 등 수많은 생명을 구했다. 하지만 이 자선 활동이 '아프리카의 뿔The Horn of Africa' 지역에 잇따라 생긴 수많은 기근, 그리고 길고 지속적인 내전으로 악화된 수단과 소말리아 사람들의 고통을 막을 수는 없었다.

　현재 이 지역의 소말릴란드라는 국가에 고요한 오아시스가 있다. 소말릴란드는 소말리아로부터 독립을 선언했지만, 아직 국제사회의 인정을 받지 못한 국가다(여전히 부족 갈등으로 분열되어 있다). 소말릴란드에는 국경을 지키는 자체 군대와 국민을 돕는 안정된 정부가 있다. 수십 년 간 심각한 기근이 없었지만 여전히 가난해서 수입 가공식품을 살 형편이 되지 않는다. 그래서 계속 먹거리를 직접 길러 먹는데, 이런 이유로 그들은 놀랍도록 건강하다. 노인들조차 (치약을 사용할 필요도 없이) 충치 없이 본래의 치아를 가지고 있으며 심장질환, 천식, 알츠하이머병은 거의 알려지지 않은 질환이다. 그들은 당뇨병, 고혈압, 섬유근육통, 염증성 장질환(IBD)에 좀처럼 걸리지 않는다. 아이들에게 주의력결핍이나 과잉행동장애가 생기지 않으며, 알레르기 유행도 없다.

소말릴란드 사람들은 이 질병들에 대한 방어 능력이 있다. 그들이 가공식품에 들어 있는 인공 첨가물에 (아직) 노출되지 않았고, 그들이 먹는 자연식품에 항염증제처럼 작용하는 식물 파이토케미컬이 들어 있기 때문이다. 연장자들이 이전의 기근 시대에서 살아남은, 이 놀랍도록 건강한 집단은 현대 질병에 대한 저항력을 유지하고 있다. 소말릴란드에서 기근이 먼 기억 속으로 사라지는 동안, 비만과 서구형 질병의 파도는 죽음과 고통을 동반한 채 나머지 세계의 많은 부분을 휩쓸고 있다.

4장

문제는 열량이 아니라 열량을 이루는 요소다

식품이 보내는 체중 증가 신호

영장류 동물원

의대에 입학하기 전 여름에 나는 친구와 함께 기차 여행으로 유럽을 돌아다녔다. 지금까지도 기억에 생생하게 각인된 가장 강렬한 순간은 바르셀로나 동물원에 갔을 때였다. 우리가 돌아다닐 때는 한여름이어서 몹시 무더웠다. 나는 항상 원숭이에 매료되었으므로 먼저 원숭이 우리로 향했다. 몸통은 까맣고 얼굴이 하얀 원숭이 구역으로 가까이 가는데 그중 한 마리가 이미 우리를 맞이하려 창살에 기대 똑바로 서 있는 것을 보았다. 내가 가까이 가자 원숭이는 마치 내게 무엇인가를 요구하는 듯 나이든 거지처럼 창살 사이로 한 손을 뻗었다. 다른 손 엄지와 검지 사이에는 이제 막 불을 붙인 담배를 쥐고 있었다. 원숭이는 간절하고 애처로운 눈빛으로 나를 바라보더니 태연하게 담배를 한 모금 빨고는 오므린 입술로 연기를 내뿜었다. 관객을 끌어모으는 수단으로 잔인하게도 담배 피우는 법을 가르친 것이다. 이 동물은 지금 자신의 고향을 떠나 감금된 채로 니코틴에 중독되어 있었다. 영장류가 영장류를 바라보던, 내 눈을 깊이 응시하던 그 애절한 눈빛을 나는 결코 잊을 수 없다.

인간은 영장류 사촌인 침팬지와 98퍼센트의 DNA를 공유한다. 우리는 여러 면에서 일치하며 핵심 동인과 욕구를 공유한다. 인간이나 침팬지나 둘 다 노는 것과 친구 사귀는 것을 좋아하며, 기억하고 학습하고 모방하며, 옳고 그름을 인식하며, 때로는 다른 부족과 전쟁을 벌인다. 또 침팬지는 비록 불을 다루지 못해 음식을 요리할 능력이 없을지라도 평소에 먹는 생식보다 요리되고 가공된 음식을 더 좋아한다. 우리 인간은 영장류의 뇌를 가져 원숭이처럼 생각하지만, 우리가 만든 종교와 법에 길들여졌기에 무질서하지 않으면서 크고 성공적인 사회를 건설할 수 있었다.

당신이 동물원 침팬지 우리에 가본다고 상상해보자. 이 동물원에서는 원숭이에게 다른 방법으로 먹이를 준다. 사육사가 정해진 시간에 우리에 가서 바나나, 오렌지, 망고, 견과류를 주는 것이 아니라, 원숭이들이 언제든 음식을 얻을 수 있다. 음식을 얻으려 원숭이가 하는 일이라고는 녹색 버튼이나 빨간색 버튼 중 하나를 누르는 것뿐이며, 그러고 나면 선택한 음식이 배출구에 자동으로 제공된다. 이 방법으로 사육사는 자유 시간이 많아져 다른 업무를 할 수 있다. 동물원은 동물들이 행복하길 바라므로 침팬지에게 더 많은 식품을 선택할 수 있게 해준다. 침팬지가 녹색 버튼을 누르면 다양한 생과일과 견과류가 배출구에 놓이고, 빨간색 버튼을 누르면 케이크, 초콜릿바, 크래커, 감자칩, 비스킷, 달콤한 음료 등 인간이 먹는 다양한 가공식품이 제공된다.

원숭이 우리에는 버려진 음식 포장지가 가득하다. 신선한 과일을 주는 녹색 버튼은 대체로 무시되고 있다. 원숭이들은 만족스러운 모습으로 나뭇가지에 앉아 좋아하는 바를 간식으로 먹으며 소리를 지르고 털을 다듬고 싸우기도 하면서 놀고 있지만, 그들 대부분이 비만하고 일부는 살이 너무 많이 쪄서 잘 돌아다니거나 기어오르지 못한다.

이 동물원에 가면 어떤 생각이 들까? 원숭이에게 맛있는 음식을 대접한다며 찬사를 보내겠는가, 아니면 동물 학대로 신고하겠는가?

이제 동네 슈퍼마켓으로 이동해서, 이번에는 그 음식 우리 안에서 침팬지의 영리한 인류 사촌인 '호모 사피엔스'가 음식 카트를 밀면서 돌아다니고 있다고 상상해보자. 우리 안의 침팬지 뇌는 선명한 색깔로 포장된 달콤한 맛의 가공식품을 주로 선택한다. 이렇게 포로로 잡힌 인간들 상당수는 질병에 잘 걸리고 대부분 심한 체중 증가를 겪고 있다.

우리는 중독성이 강하면서도 완전히 합법적이고 인공적인 식품으로 가득한, 잔인한 동물원을 직접 만들었다. 그러나 우리가 알고 있는 정보에도 불구하고 식품이 우리를 아프게 만드는 이유에 대한 혼란이 생겼다. 지난 장에서 어떻게 현대의 초가공 식품이 염증성 및 신경계 질환과 알레르기를 일으키는지 배웠다. 그런데 어떻게 이 식품들이 그리 쉽게 체중을 늘리는 것일까? 정말로 초가공 식품 안에 든 열량만 문제일까?

체중을 늘리라고 신호를 보내는 식품들

현대의 가공식품과 비만을 관련짓는 전통적인 이론은, 가공식품이 열량과 맛으로 가득해서 가공식품을 과식하고 태우는 양보다 더 많은 열량을 섭취하면 남는 에너지를 지방으로 저장한다는 것이다. 그러나 1장에서 배웠듯 체중 증가와 비만은 의식적으로 통제할 수 없다. 체중 닻이 안정적이면 에너지를 더 많이 연소하려 대사를 증가시키고 식욕을 줄여 음식을 더 적게 섭취한다. 무의식적으로 과식을 상쇄하는 것이다. 인체는 수분 공급과 비슷한 방법으로 체중을 조절한다. 물을 너무 많이 마시면 몸이 소변을 내보내 인체가 갑작스럽게 수분을 보유하지 않는다.

그렇다면 가공식품을 섭취할 때 우리 몸이 체중을 조절하지 못하는 이유는 무엇일까? 어째서 가공식품은 체중 설정값을 올리고 체중 닻을 위로 옮길까? 뇌의 체중 조절 센터를 뒤죽박죽으로 만들어 체중을 늘리라고 뇌에 신호를 보내는, 우리 식단에 가장 흔한 첨가물 세 가지를 살펴보자.

- 설탕
- 과당
- 식물성 유지

현대 식품은 설탕, 과당, 식물성 유지를 많이 함유한다. 이 요소들은 개별적으로 신진대사를 방해해 우리 몸에 체중을 늘리라는 신호를 보낸다. 이 신호가 초가공 식품과 결합하면 너무나 강력해져서, 많은 환자가 자연적인 체중 조절력을 잃어버리고 절망감에 빠지지기도 한다.

설탕

1장에서 배웠듯 체중은 지방 세포에서 나오는 렙틴 호르몬에 의해 조절된다. 몸에 지방이 많아질수록 더 많은 렙틴이 뇌에 신호를 보내고, 뇌는 이에 반응하여 식욕을 줄이고 대사를 증가시켜 이를 상쇄한다. 체중 증가와 벌이는 줄다리기에서 쉽게 승리할 수 있는 것이다. 렙틴 피드백 메커니즘이 잘 작동하고 있을 때는 체중과 비축 지방이 조금만 늘어도 뇌가 그것을 인식하므로 자연적인 식욕 감소와 대사 증가를 통해 쉽게 살이 빠진다.

체중을 이해하는 데 매우 중요한 개념이므로 반복해보자. 몸에 지방이 늘어나면 '더 많은 렙틴'이 생성된다. 뇌가 렙틴을 인식하면 지방이 몸에 필요 이상으로 많다고 여겨 식욕을 감소시키고 대사를 증가시킨다. 그 결과 체중 증가가 조절된다(29쪽 그림 참고).

그러나 설탕과 밀가루 같은 정제 탄수화물(설탕과 같은 효과를 가져옴) 함유 식품(빵, 케이크, 비스킷, 파스타)은 렙틴의 보호 피드백 메커니즘을 인슐린 호르몬을 통해 차단할 수 있다. 이런 종류의 음식을 더 많이 먹고 더 자주 먹을수록(새로운 간식 문화[16]를 통해) 인체의 인슐린 반응은 더 높아질 것이다. 인슐린은 렙틴 신호를 차단하는 호르몬이기 때문에(30쪽 그림 참고), 뇌가 몸에 존재하는 지방의 양을 더는 인식할 수 없으므로 맛있고 중독적인 초가공 식품으로 열량을 과다하게 섭취한다면 체중 증가를 피할 수 없다.

역사적으로 인간은 설탕을 그렇게 많이 함유한 음식을 접하지 못했을 것이며 그렇게 자주 먹지도 않았을 것이므로, 렙틴 신호가 항상 제대로 작동해서 체중을 안정적으로 유지했을 것이다. 야생에 사는 동물들이 자연에 먹이가 충분히 있을 때 갑자기 비만해지지 않는 것처럼, 역사적인 식량 과잉의 시대에도 사람들은 렙틴 시스템을 통해 체중을 조절할 수 있었기 때문에 비만으로 고생하지 않았다. 하지만 겨울잠을 자거나 이주하는 일부 동물 종은 이 규칙에서 예외다. 이들은 자연에서 오는 신호에 반응해서 체중을 빠르게 늘린다. 안타깝게도 이 신호는 인간에게도 작동하며 가공식품에 숨어 있다. 인간의 체중을 증가시키는 두 번째 신호를 설명하고자 한다.

---

16 1960년대 이전에는 식사 사이에 간식을 먹는 일이 드물었다. 간식은 1960년대와 1970년대에 미국의 식이 지침이 사람들의 식습관을 바꾼 후에 점점 더 대중화되었다. 이 지침에서 포화지방이 위험하다고 언급했기 때문에 사람들이 탄수화물을 더 많이 먹기 시작했다. 탄수화물을 더 많이 섭취하면서 사람들은 식사 사이에 혈당이 더 많이 요동치는 현상을 겪었다. 간식은 식사 사이에 혈당 수치를 유지하게 도우려고 식품 산업에 의해 도입되었다. 식습관에 관한 최근 연구에서는 97퍼센트의 사람이 식사 사이에 간식을 먹는다는 것을 확인했다.

과당 스위치

　최근에 발견된 인간의 체중 증가 촉발 요인은 과당이다. 이 촉발 물질은 많은 동물이나 새가 동면이나 긴 여행 전에 갑작스럽고 급격하게 체중이 늘어나는 원인이 된다. 안타깝게도 달콤한 과일당인 과당을 함유한 가공식품을 너무 많이 섭취한 사람도 이와 똑같은 스위치가 활성화되는 것으로 알려져 있다.

　열매가 열리는 식물은 영리한 번식 방법을 가지고 있다. 이 식물들은 색깔이 선명하고 달콤한 열매를 맺는다. 생생한 빛깔의 노란색, 빨간색, 주황색, 보라색 열매는 동물에게 식량 에너지가 준비되어 있다는 신호로 작용한다. 동물이나 인간이나 새는 이 열매를 먹고 식물에게 받은 소중한 에너지 선물을 몸으로 흡수한다. 그 답례로 동물은 먹은 열매의 씨앗을 퍼뜨린다. 이 생물학적 거래를 통해 식물은 자손을 널리 퍼뜨려 미래에 생존할 확률을 높일 수 있고, 동물은 그 대가로 열매의 에너지를 받는다.

　과당은 과일 안에 든 열량 함량의 많은 부분을 차지하지만, 더 중요한 점은 과당이 자신을 섭취하는 동물에게 특정한 지시를 전달한다는 것이다. 동물에게 매우 단 과당은 쾌감을 일으켜 과일 먹는 활동을 반복하도록 훈련한다. 뇌의 보상 경로를 활성화하는 습관이 형성되는 것이다(2부에서 보상과 습관에 대해 자세히 다룰 것이다). 선명한 색깔의 과일을 보면 프로그램되고 자동화된 반응이 촉발되므로 행동을 결정하는 데 드는 에너지가 절약된다. 동물이 선명한 색깔의 달콤한 과일을 먹을 때마다 이 습관은 점점 더 굳어지고 식물과 동물의 관계도 더 끈끈해진다.

최근 발견된 과당 메시지에서 중요한 부분이 또 하나 있다. 우리가 알다시피 다 자란 동물은 생애 내내 비교적 건강한 체중을 유지한다. 어느 날 너무 많이 먹으면 대개 다음 날에는 덜 먹는다. 동물이 굶주려 체중이 줄거나 너무 많이 먹어 체중이 늘어난 경우, 다시 정상적인 먹이 환경에 놓이면 건강한 체중으로 되돌아오기 마련이다. 그러나 어떤 동물은 생존 메커니즘으로 단시간에 상당량의 체중을 갑자기 늘린다. 불곰이 긴 겨울잠을 자기 전에, 다람쥐가 겨울 휴면을 시작하기 전에 그리고 많은 철새가 긴 비행을 준비하면서 그렇게 한다. 많은 종에서 이 엄청난 체중 증가를 부추기는 것은 과일에서 나오는 과당이다. 가을에 불곰은 과일을 하루에 30kg씩 먹고 살을 최대 300kg만큼 찌워 체중을 두 배로 만들 수 있다. 지저귀는 새는 이동하기 전 비행에 대비해 하루에 자기 체중의 네 배만큼 과일을 섭취하고 체중을 50퍼센트 늘린다.

동물은 겨울잠을 자기 전에 비만이 되고 당뇨병이 생긴다

이 동물들의 체중 증가 현상에는 몇 가지 공통점이 있다. 증가한 지방이 피부 아래가 아니라 내장 주변에 자리잡고(이를 내장 지방이라고 함), 혈당이 올라가며(당뇨병에 걸린 것처럼), 고혈압에 걸린다는 점이다. 사실 생존을 위한 체중 증가의 메커니즘은 비만으로 고생하는 사람에게 흔히 나타나는 대사증후군이라는 인체 질환과 닮았다. 그렇다면 동면하고 이주하는 동물과 인간이 공통의 '비만 스위치'를 갖는다는 뜻일까? 갑자기 체중을 늘리라고 환경에서 신호를 보내는 것일까?

『자연은 우리가 살찌기를 바란다Nature Wants Us to Be Fat』의 저자인 리처드 존슨Richard Johnson 교수는 이에 대한 증거가 강력하다고 확신하며, 과당에 생물학적 지방 스위치가 들어 있다고 생각한다. 존슨 교수는 인간뿐만 아니라 동면하고 이주하는 동물에서도 과당 패키지를 발견했다. 이 패키지가 세포 안에서 풀리면 ATP(아데노신 삼인산)라는 에너지 화폐를 고갈시킨다. 일단 이런 상황이 감지되면 '뱅크런' 사태가 벌어지는 것과 같다. 은행이 사라지기 전에 돈을 손에 넣으려고 애쓰며 공황 상태에 빠지는 것이다. 동물과 인간에게 비슷한 공황 상태가 발생하면 열량을 최대한 많이 섭취하려 노력하게 된다. 식욕이 왕성해지고 먹을거리를 찾으려 하며, 비축 지방이 증가하고 고혈당과 고혈압이 생긴다.

이것이 과당 신호다. 야생동물에게 과당 신호는 미래의 먹이 부족 상태를 예상해 생존 가능성을 높이기 위한 적절한 반응이다. 하지만 인간에게는 임박한 식량 부족이 없으며 비만, 당뇨병, 고혈압만 생길 뿐이다. 과당 스위치는 동물 또는 새와 인간에게 똑같은 생물학적 변화를 촉발하지만, 한쪽은 생존에 성공하고 다른 한쪽은 건강이 나빠진다.

과당의 체중 증가 스위치를 촉발할 만큼 많은 양의 과당이 식품 공급망에 들어온 것은 거의 최근의 일이다. 1950년대와 1960년대에 미국에서는, 덥고 습한 기후에서 자라는 사탕수수를 가장 남쪽 지역을 제외하고는 많은 지역에서 재배할 수 없었기 때문에 설탕 가격이 높았다. 그래서 큰 비용을 들여 사탕수수를 수입해야 했다. 반면에 옥수수는 미국의 대표적인 식량으로, 많은 지역에서 자연적으로 풍부하게 자란다. 옥수수를 재배하는 농부에게 많은 정부 보조금이 지급되어 옥수수 가격은 매우 싸게 유지되었다.

옥수수 알갱이에 든 흰색 전분은 포도당 분자의 긴 사슬로 구성되어 있다. 과학자들은 산과 효소를 사용해 긴 사슬을 짧으면서 소화가 더 잘되는 당, 즉 포도당의 일종인 덱스트로스dextrose로 분해하는 가공법을 만들어냈다. 그러나 문제는 덱스트로스를 식품에 첨가할 수는 있지만 단맛이 약해 설탕을 대체할 수는 없었다.

1960년대에 미국과 일본의 과학자들은 처리된 옥수수에서 얻은 덱스트로스를 과일에 존재하는 달콤한 설탕인 과당으로 바꾸기 위해 협력했다. 그들은 저렴한 주요 작물을 택해 아주 달콤한 설탕 대체품을 만들 수 있었다. 이 물질을 고과당 옥수수 시럽(HFCS)이라고 부른다.

1970년대에는 고과당 옥수수 시럽을 가공식품에 넣기 시작하면서 가공식품의 생산비가 저렴해지고 단맛도 훨씬 더 좋아졌다. 1980년대가 되자 코카콜라에서는 고과당 옥수수 시럽으로 설탕을 대체했다. 그러나 식품 제조사들 사이에 고과당 옥수수 시럽의 인기가 최고조에 달하던 2000년쯤에 의사들은 고과당 옥수수 시럽의 과다 섭취가 건강에 미치는 영향을 점점 더 많이 우려하게 되었다. 식품에 든 고과당 옥수수 시럽이 비만, 당뇨병, 심장질환의 위험 증가와 관련이 있다는 과학적 증거가 쌓여갔다.

과당이 체중 증가와 당뇨병 가능성을 증가시키는 이유를 우리는 지금 알고 있다. 과당은 우리 몸에서 다른 탄수화물들과 다르게 처리된다. 과당이 세포에 들어가면 대사되어 에너지를 생성하고, 이 에너지는 저장되거나 즉시 사용된다. 이는 섭취한 모든 식품이 거치는 정상적인 과정으로, 이 과정을 통해 식품이 에너지로 전환된다. 하지만 과당은 다른 식품과 달라서, 분해되는 동안에 세포의 에너지 생성 용량을 고갈시킨다. 세포가 사용하는 정상적 에너지 화폐인 ATP가 AMP(아데노신 일인산)라는 쓸모없는 화폐로 전환된 후, 세포에 의해 파괴된다. 에너지 화폐의 고갈은 세포를 저에너지 상태로 기울게 하고, 세포가 이 변화를 뇌의 체중 증가 센터에 알린다. 저에너지 신호에 대한 반응은 왕성한 식욕 증가와 대사 에너지 소비량의 감소다. 결국 에너지 저장량이 늘어나고 뒤이어 체중이 증가한다.

과당의 체중 증가 스위치

고과당 옥수수 시럽의 섭취가 건강에 미치는 결과에 대한 반응으로 영국에서는 고과당 옥수수 시럽이 식품 시스템에 들어온 지 약 40년이 흐른 2007년에 이 시럽을 식품 첨가물로 금지했다.

그러나 고과당 옥수수 시럽은 과당 함량에서 일반 설탕과 크게 다르지 않다. 이 시럽은 약 55퍼센트의 과당을 함유하는 반면, 설탕의 자당 분자는 단순한 포도당-과당 결합이므로 자당은 50퍼센트의 과

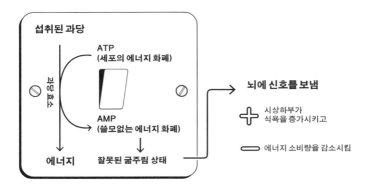

섭취된 과당

ATP
(세포의 에너지 화폐)

AMP
(쓸모없는 에너지 화폐)

포도당

에너지

잘못된 굶주림 상태

뇌에 신호를 보냄

➕ 시상하부가
식욕을 증가시키고

➖ 에너지 소비량을 감소시킴

과당 체중 증가 스위치

당을 함유한다.

　따라서 단순당은 인슐린 증가를 통해 렙틴 신호 전달 경로를 차단할 뿐 아니라 과당 스위치를 활성화해서 잘못된 굶주림 감각까지 제공하는 등 인체 대사를 이중으로 공격한다. 이런 사실은 "왜 영국의 식품안전 규제 기관이 고과당 옥수수 시럽은 금지하면서 단순당은 그대로 둘까?"라는 의문을 갖게 한다.

　과당을 가장 많이 함유한 과일 중 하나는 사과다. 천연 사과즙이 유난히 달콤한 이유이며, 사과 농축액은 가공식품에 '천연' 식품 감미료로 표기된다. 생과일에 든 과당의 양은 과당 체중 증가 스위치를 촉발할 만큼 많지는 않지만, 농축된 천연 과일즙은 과도하게 섭취할 경우 과당 대사 경로를 통해 건강하지 않은 체중 증가를 촉발할 수 있다.

　지금까지 살펴본 대로, 식품 과학자들은 단순한 옥수수를 화학적으로 가공해 달콤한 과당으로 변화시킴으로써 의도치 않게 우리의 식품 공급망을 중독적이면서 체중을 늘리는 첨가물로 가득 채웠다. 그러나 옥수수는 과당뿐만 아니라 식물성 기름으로도 전환될 수 있다. 이것이 흔한 체중 증가 방아쇠 중 세 번째 물질이다.

식물성 기름은 건강할까

오랫동안 우리는 해바라기, 카놀라, 유채씨 같은 식물성 유지가 몸에 좋다는 이야기를 들어왔다. 이런 기름의 포장지에는 "심장에 좋은" 또는 "오메가-6 함량이 높은"이라는 문구를 넣는다. 그러나 최근 이 기름이 우리를 심장질환으로부터 보호한다는 역사적인 연구는 허위인 것으로 밝혀졌다. 2016년 미국 국립보건원(NIH) 연구자들이 1968년에서 1973년 사이에 수행된 '미네소타 관상동맥질환 실험'이라는 유명한 연구를 다시 조사했다. 이 연구에서는 정신병원에 수용된 정신질환 환자 수천 명을 모집해 두 그룹으로 나누었다. 한 그룹은 버터, 우유, 치즈, 육류 형태의 포화지방을 많이 함유한 평범한 미국인 식단을 계속 섭취했고, 다른 그룹은 비슷한 음식이지만 지방을 식물성 기름으로, 이 경우에는 옥수수유[17]로 대체해서 섭취했다.

---

17 오메가-6 형태로 리놀레산을 많이 함유한, 식물성 기름의 한 종류.

이 실험의 목적은 포화지방이 심장질환 위험을 높인다는 '식단-심장 가설'을 증명하는 것이었다. 피험자들은 콜레스테롤 수치와 심장 건강을 정기적으로 검사받았다. 1989년에 발표된 초기 연구 소견에서는 식물성 유지로 바꾼 피험자 그룹이 콜레스테롤 수치는 낮지만 두 집단 간에 심장질환 차이는 없는 것으로 나타났다. 연구진은 심장질환이 발생할 만큼 시간이 길지 않아 이런 결과가 나왔다며 차후에 추가 분석하면 차이가 나타날 것이라고 결론지었다. 이윽고 나온 결론은, 식물성 기름을 섭취한 그룹에서 나타난 콜레스테롤 수치 감소는 결국에 심장마비 감소와 수명 연장으로 이어질 것이라는 소견이었다. 이 소견은 미국 정부의 식이 지침에 영향을 미쳤다. 정부는 포화지방(버터, 달걀, 붉은 육류)을 덜 먹고 대신에 식물성 기름으로 요리하고 곡물을 먹으라고 권장했다.

식물성 유지가 건강을 개선할 것이라는 장기 예측은 연구 저자들의 추측이었다. 하지만 포화지방이 심장질환을 일으킨다는 가설을 증명하려는 구체적인 목표를 가지고 실험에 착수한 그들은 실험의 장기 결과를 발표하지 않았다. 원저자들은 결과 데이터가 자신들의 가설을 증명하지 않는 것처럼 보이자 연구 결과를 공개하지 않기로 했다. 실제로는 결과가 식단-심장 가설과 모순되었기 때문이다.

40년 후 지난 데이터를 살펴본 국립보건원 연구자들은 추정되었던 내용과 반대되는 사실을 발견했다. 식물성 기름을 섭취한 그룹의 콜레스테롤 수치가 유의미하게 더 낮았지만 그렇다고 해서 심장질환이 더 적게 나타나지는 않았다. 실제로는 '심장에 좋다'는 식단을 섭취한 그룹이 평범한 미국인 식단을 섭취한 그룹보다 유의미하게 더 일찍 사망했다. 당시에 이 결과가 발표되지 않았다는 사실은 의학 연구에서 발생하는 편향의 본질을 잘 보여준다. 연구자가 증명하고자 했던 내용을 결과가 증명하지 못했기 때문에 연구 결과를 발표하지 않기로 했고, 식물성 유지가 건강에 좋고 포화지방이 건강에 나쁘다는 잘못된 추정이 수십 년 동안 우리에게 남게 되었다.

바로 이것이 지역 슈퍼마켓에 줄줄이 진열된 식물성 유지, 즉 우리가 하나같이 '건강에 좋다'고 여기는 식용유의 역사적 배경이다. 식물성 유지가 심장 건강에 좋고 포화지방이 심장질환 위험을 증가시킨다는 잘못된 관념은 어릴 때부터 우리 머릿속에 단단히 자리잡았다. 그러나 슈퍼마켓에는 줄줄이 늘어선 많은 양의 금빛 기름만 있는 것이 아니다. 그것들은 단지 보이는 기름일 뿐이다. 늘어선 병에 담긴 식물성 유지 못지않게 많은 양의 식물성 유지가 다른 선반에 놓인 제조 식품에 들어가 있다. 대량으로 존재하지만 맛있는 가공식품 안에 보이지 않게 숨어 있다.

고과당 옥수수 시럽과 마찬가지로 식물성 유지도 저렴한 주요 작물에 복잡한 화학적 가열 공정을 적용해 만든다. 실제로 식품 과학자들은 아주 영리해서 옥수수를 달콤한 고과당 옥수수 시럽 또는 식물성 유지로도 만들 수 있다. 목화씨와 유채씨 등 식물성 유지를 구성하는 씨앗 중 상당수는 본래 인간이 먹는 음식이 아니며 대개는 농부가 버린 것이다. 이런 기름을 정제하는 공정이 있다는 것은 이제 농부의 쓰레기 작물을 기름 가공 공장에 팔 수 있다는 것을 의미한다.

지금 식물성 유지는 주방에 있는 식용유부터 찬장에 보관된 가공 식품과 이동 중에 먹거나 집으로 배달시키는 패스트푸드에 이르기까지 식품 시스템 곳곳에 믿기 어려울 만큼 널리 퍼져 있다. 식물성 유지는 생산 비용이 저렴하고, 얼마 전까지만 해도 심장 건강에 좋은 식품으로 여겨졌다. 그렇다면 식물성 유지는 우리 건강에 실제로 어떤 영향을 미칠까?

필수지방과 건강

자연은 우리에게 두 종류의 필수지방을 제공한다. 우리는 모두 "당신이 먹은 음식이 곧 당신이다"라는 속담을 알고 있으며, 필수지방에 대해서는 확실히 맞는 말이다. 필수지방은 몸에서 만들어지지 않고 섭취해야 하므로 식단에 꼭 들어가야 한다. 이 점에서 필수지방은, 음식으로 섭취하지 않으면 결핍성 질환이 생기는 일부 비타민과 비슷하다.

두 종류의 필수지방은 오메가-3와 오메가-6다. 이 지방들은 인체의 세포벽 하나하나마다 발견되며, 체내에서 인슐린 신호 전달과 염증에 영향을 준다. 효과적으로 함께 작용하려면 오메가-3와 오메가-6가 건강한 균형을 이루어야 한다. 한쪽이 너무 많으면 인체가 작동하는 방식에 영향을 미쳐 건강 악화를 초래할 수 있다.

오메가-3는 식물의 녹색 잎과 바다에 사는 조류에서 발견되며, 오메가-3를 섭취하는 동물이나 어류의 조직에도 존재한다(예를 들어 풀을 먹고 자란 소고기와 자연산 생선). 오메가-6는 씨앗과 견과류, 그리고 오메가-6를 먹는 동물의 조직에 많은 양이 존재한다(예를 들어 곡물을 먹고 자란 닭과 돼지의 고기). 체내 조직의 오메가-3 대 오메가-6 비율은 당신이 섭취한 이 지방들의 양과 직접적인 관계가 있다.

오메가-3는 공기 중에서 산화하는 경향이 있어서 이를 함유한 식품은 단시간 내에 산패한다. 이와 대조적으로 오메가-6는 공기 중에서 비교적 안정적이고 빨리 산화하지 않아 이것이 함유된 식품은 먹을 수 있는 상태로 더 오래 유지된다. 오메가-3 지방으로 가득한 생선 접시와 오메가-6를 함유한 생땅콩 접시를 주방에 며칠 동안 놔두면, 생선은 산패했을 것이고 더 안정적인 오메가-6 지방을 함유한 땅콩은 훨씬 더 오래 유지될 것이다.

오메가-3 지방을 함유한 식품이 빨리 산화하고 '상하는' 경향이 있다는 것은, 식품 회사들이 적당한 유통기한을 위해 식품에서 이 지방을 제거해야 한다는 것을 의미한다. 따라서 오메가-3는 가공식

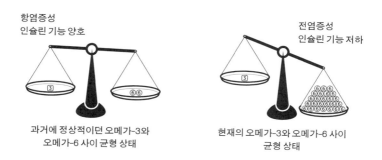

항염증성
인슐린 기능 양호

전염증성
인슐린 기능 저하

과거에 정상적이던 오메가-3와
오메가-6 사이 균형 상태

현재의 오메가-3와 오메가-6 사이
균형 상태

과거와 현대의 오메가 균형 상태

품에 거의 존재하지 않으며 신선한 채소, 육류, 생선에서만 꽤 많은 양이 발견된다.

오메가-6 지방은 식물성 씨앗 기름(기름의 재료가 되는 옥수수, 해바라기, 목화, 유채씨가 오메가-6 지방을 함유함)에서 매우 많은 양이 발견된다. 오메가-6 지방은 공기 중에서 훨씬 더 안정적이고 쉽게 산화하지 않기 때문에, 유통기간이 길어야 하는 가공식품에 이상적인 첨가물이다. 그래서 우리가 먹는 식품에 많이 들어가 있다.

현대 식품의 가공 방식은 우리 식단에서 오메가-3 대 오메가-6의 균형이 오메가-6 쪽으로 상당히 이동했음을 보여준다. 이 말은 우리 세포벽에 있는 이 지방들의 비율도 바뀌었다는 뜻이다. 과거에는 이 비율이 1:1 내지 1:4로 오메가-6가 약간 많았을 것이다. 현대의 가공식품 식단을 섭취하는 집단을 대상으로 한 최근 연구에서는 1:20 내지 1:30까지 바뀐 것으로 나타났다. 옥수수유에 함유된 오메가-6

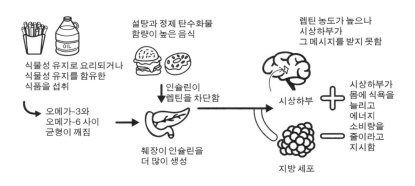

식물성 유지로 요리되거나 식물성 유지를 함유한 식품을 섭취

오메가-3와 오메가-6 사이 균형이 깨짐

설탕과 정제 탄수화물 함량이 높은 음식

인슐린이 렙틴을 차단함

췌장이 인슐린을 더 많이 생성

렙틴 농도가 높으나 시상하부가 그 메시지를 받지 못함

시상하부

지방 세포

시상하부가 몸에 식욕을 늘리고 에너지 소비량을 줄이라고 지시함

식물성 유지로 인한, 조절되지 않는 체중 증가

지방인 리놀레산이 지금 우리 몸의 모든 조직에 존재한다.

오메가-3와 오메가-6는 우리 몸에 정반대의 영향을 미친다. 오메가-3는 염증을 줄이고 세포의 신호 전달을 촉진해 인슐린이 정상적으로 작동하도록 돕는다. 오메가-6는 우리 몸에 염증을 증가시키고 세포의 신호 전달을 방해하므로 인슐린이 효과적으로 일하지 못한다. 인슐린이 효과적으로 일하지 못하면, 우리가 먹는 설탕과 탄수화물을 처리하는 데 인슐린이 더 많이 필요해진다.

정크푸드 = 정크바디

식물성 유지와 가공식품을 많이 섭취하는 사람의 몸에는 오메가-6 지방이 많기 때문에 더 많은 양의 인슐린이 필요하다. 인슐린 농도가 올라가면, 고당/고탄수화물 식단이 그런 것처럼 렙틴 메시지 전달 시스템에 영향을 미친다. 비축 지방이 충분하다는 것을 뇌에 알리는 렙틴 신호가 인슐린에 의해 차단당하면 뇌는 높은 렙틴 신호를 인식하지 못하고 오히려 렙틴 농도가 낮으니 비축 지방이 적다고 해석해버린다. 그 결과, 생존 메커니즘에 따라 식욕을 증가시키고 대사 에너지를 감소시킨다. 이는 뇌가 원래 해야 하는 일, 그리고 지방 신호가 잘 전달되었다면 했을 일과 반대되는 것이다. 요컨대 높은 농도의 오메가-6는 렙틴 신호 전달 시스템을 방해하므로 체중 증가를 초래할 수 있다.

문제는 열량이 아니다

가공식품은 많은 열량을 함유하며, 맛있고 중독성이 있다. 그러나 일부 사람을 비만으로 고생하게 하는 원인은 가공식품에 든 열량이 아니다. 이번 장에서 배웠듯 가공식품 안에 든 특정 요소가 우리 몸에 작용해 체중 설정값을 올린다. 설탕과 정제 탄수화물 그리고 식물성 유지는 인슐린 농도를 증가시킨다. 평소에는 지방 세포에서 나온 렙틴이 뇌에 정확한 체지방량을 전달하지만, 인슐린이 증가하면 이 신호가 차단된다.

고과당 옥수수 시럽에 존재하는 과당, 과일 감미료, 과즙은 다른 방식으로 작용해 체중 설정값을 올리고 체중 증가를 초래한다. 과당은 자신을 처리하는 세포의 에너지 생성 능력을 저하시키고 우리에게 잘못된 굶주림 신호를 보내 식욕 상승과 체중 증가를 유발한다.

마지막으로 기억해야 할 사항은 50퍼센트 과당으로 이루어진 일반 설탕이 렙틴 차단 경로와 과당 체중 증가 경로 두 가지 모두에 작용한다는 것이다.

체중 증가 또는 염증성 질환을 일으키는 원인은 가공식품에 든 열량이 아니라 가공식품이 우리 몸에 보내는 메시지라는 사실을 배웠다. 한때 미묘했던 이 메시지는 신선한 진짜 식품에서 나오지만, 추출되어 가공식품으로 옮겨지면 너무 높은 수준으로 농축되어 극도로 증폭된다. 한때 우리에게 특정 행동으로 이끌 수 있었을 생물학적 메시지는 이제 인체 대사에 큰 해머처럼 작용한다. 정상적인 조절 메커니즘을 박살 내면서 중독 행위, 나쁜 습관 형성, 체중 증가, 서구형 염증성 질환을 초래할 수 있다.

그런데 애초에 식물은 왜 우리에게 신호를 보내며, 이를 통해 식물과 동물은 어떤 이익을 얻을까? 다음 장에서는 우리의 건강과 웰빙에 대한 식물 신호의 중요성을 살펴보겠다.

5장 | 자연식품

식물이 우리에게 주는 것

"생기와 아름다움은 자연의 법칙에 따라 사는 사람들을 위한 자연의 선물이다."

레오나르도 다 빈치

런던, 2023년 1월

꾸물거리던 시간도 거의 끝나가고 있었다. 나는 앉아서 책 쓰는 일을 피하려고 할 수 있는 일은 다 했다. 이메일을 최신으로 갱신하고 일부 메일에 즉각 답신까지 보냈다. 웹사이트 개편을 완료했고 아파트를 청소하고 화초에 물을 줬으며 책상을 정돈하고 연필을 깎고 종이를 준비했다. 나의 의사동료(PA) 나탈리는 이런 내 모습, 즉 매우 드물게 나타나는 효율적인 모습을 좋아했다. 그러나 이제 나는 앉아서 이 책에 쓰려고 머릿속에 모아둔 모든 아이디어를 글로 옮겨야 했다. 책을 쓰기 전에 마지막으로 할 행동은 30분 동안 아무것도 하지 않는 것이었다. 올리버 버크먼Oliver Burkeman의 책『4000주Four Thousand Weeks ― 당신에게 주어진 유한한 시간』에서 영감을 받은 나는

30분 동안 방해받지 않고 내 삶을 음미하려 했다. 휴대폰, TV나 라디오를 보지 않고 책도 읽지 않았다.

내 런던 아파트는 템스강을 내려다보는 환상적인 전망을 품고 있어서 나는 창가 안락의자에 앉아 숨을 쉬며 긴장을 풀었다. 세상이 활기를 띠기 시작했다. 강물이 밀려오면서 물결치는 파도 소리가 들린다. 갈매기들이 멀리서 끼룩끼룩 울고 우버 보트가 윙윙거리며 지나간다. 이제 겨우 오후 중반이었지만 이미 겨울 해가 첼시 다리 너머로 지고 있었으며 강이 황금빛 반점으로 반짝이기 시작했다. 방한복을 입은 몇몇 사람이 달리면서 즐겁게 이야기를 나눌 때 그들의 입김이 차가운 공기와 부딪히며 작은 물방울과 얼음 결정이 되었다.

햇볕 쬐기 — 열량이 만들어지는 방법

나는 매우 큰 실내 화초인 비비안을 보려고 일어났다. 비비안은 수년 동안 나와 함께해왔고 몸통이 꼬여 마치 땋은 것처럼 보이는 식물 중 하나다.[18] 6개월 전에 비비안을 아파트로 옮기던 중 엘리베이터 안에서 심하게 손상을 입었다. 2인용 엘리베이터에는 사람 한 명과 작은 나무 한 그루가 좀처럼 들어갈 수 없었고, 나는 미스터 빈 같은 모습으로 엘리베이터 모서리에서 꼼짝 못 하는 상태였다. 비비

---

18 돈나무 또는 파키라 아쿠아티카.

안은 큰 가지와 잔가지들이 부러진 채 원래 키의 절반으로 작아져 아파트에 도착했다. 하지만 지금 보고 있는 비비안은 햇빛을 듬뿍 받아 웅장한 모습을 하고 있다. 원래 키만큼 자라더니 어느새 더 커졌다. 수많은 큰 이파리들로 무성하고 새순에서는 끈적한 수액이 흐른다. 몇 주 전에는 2.2미터 천장에 닿을 만큼 자랐다. 나는 정기적으로 높이 자란 잎을 잘라내고 가지들을 제거한다. 하지만 그래도 자라났다. 비비안을 심은 큰 화분은 자동급수 화분으로 바닥에 물 저장부가 있고 그 위에 자갈, 그 위에 흙이 있다. 가득 채우면 저장부에 6리터의 물이 들어가지만, 비비안은 이 물을 일주일 만에 다 흡수한다. 이상한 점은 비비안이 성장해도 화분에 든 흙의 양에는 아무런 변화가 없었다는 것이다. 크기가 세 배로 커졌지만, 성장에 흙을 사용하지 않는 듯했다. 비비안의 놀라운 성장력은 어디에서 왔을까?

버드나무 실험

식물이 흙을 식량으로 사용해 자란다는 이론은 고대 그리스에서 시작되어 1640년 얀 밥티스타 판 헬몬트Jan Baptista van Helmont라는 브뤼셀 출신의 과학자가 이를 실험할 때까지 유지되었다. 헬몬트는 질량의 보존, 다시 말해 어떤 식물이 자랄 때 그 성장이 어디에서 비롯되는지 궁금하다는 생각에 사로잡혀 있었다. 그는 특히 식물 성장에 관심이 많았다.

5년 동안 헬몬트는 버드나무 실험을 수행했다. 그는 정원에서 버드나무의 성장을 관찰하고 화분에 담긴 흙의 양과 나무의 성장을 측정했다. 실험이 끝날 무렵에 나무는 74kg(보통 성인의 체중) 늘어난 반면에 흙의 양은 고작 57g(한 줌의 4분의 1) 줄었다. 헬몬트는 식물이 흙에 있는 영양분으로 자라는 것이 아니라 '물'을 먹고 성장한다고 결론지었다. 하지만 우리가 알다시피 이 결론이 완전히 정확하지는 않다. 헬몬트의 버드나무처럼 비비안의 잎과 가지, 기본적인 전체 골격은 '탄소 원자'로 줄줄이 이루어져 있다.

때때로 줄지은 수백만 개의 탄소 원자가 나선형으로 돌면서 단단한 셀룰로스 사슬을 만들어 가지와 잎에 필요한 구조와 지지력을 제공할 수 있다. 그런데 물 분자에는 탄소가 없으므로 식물 성장이 전적으로 물 때문이라는 헬몬트의 결론은 틀렸다.

나는 화분 앞에 앉아 탄소를 가득 담은 채 잎으로 무성한 내 친구를 주의깊게 살펴보았다. 비비안의 놀라운 성장, 구조를 이루는 탄소는 어딘가에서 온 것이지만 화분에 있는 흙이나 물은 아니었다. 오래전 들었던 생물학 수업으로 되돌아가 생각해보니 식물이 이산화탄소를 흡수한다는 내용이 기억났다. 그러니까 비비안의 탄소 골격은 산소가 희박한 공기에서 추출되었음이 틀림없다. 내가 숨을 내쉬면 내 숨 속의 이산화탄소가 방에 널리 퍼지고 비비안이 그것을 빨아들인다. 나의 일부가 비비안의 일부가 되다니, 참으로 놀라운 생각이었다.

따라서 비비안의 빠른 성장은 화분의 물과 내 호흡, 달리는 사람들의 호흡, 머리 위로 날아다니는 비행기의 엔진, 우버 보트 엔진 등에서 나오는 공기 중의 이산화탄소에서 비롯되었다. 또 비비안은 성장하기 위해 태양에서 오는 에너지를 이용했다. 8분 전에 태양 표면을 떠난 광자의 파동이 빛의 속도로 잎에 부딪힐 때 화학 반응이 일어났다. 비비안이 흡수한 이산화탄소를, 골격을 이루고 성장하는 데 사용한 '탄소'와, 호흡을 통해 방으로 돌려보내는 '산소'로 분해하는 화학 반응이었다.

그러나 비비안 같은 식물은 단지 성장하고 우리에게 필요한 산소를 만들 뿐만 아니라 태양의 소중한 에너지를 전환해서 저장한다. 식물의 탄소 골격을 형성하는 수백만의 연결부 각각은 화학 에너지를 저장한다. 그리고 탄소 연결부가 분해될 때 그 에너지가 방출된다(미니어처 크리스마스 크래커를 잡아당기는 모습을 상상해보라). 이는 지구상의 모든 생물학적 에너지가 나오는 원천이며 우리의 열량도, 심지어 초가공 식품에 든 열량조차도 모두 여기에서 나온다.

식물과 동물 사이에 이루어지는 이 자연스러운 상호작용을 아는 것은 중요하다. 탄소 순환, 즉 인간과 식물 사이에 이루어지는 '탄소'의 흐름은 둘 모두의 생존에 절대적으로 필요하기 때문이다. 탄소 순환의 정밀한 메커니즘은 두 종 모두의 DNA에 내재해 있다. 똑같이 중요하고 똑같이 우리 안에 내재되어 있다는 것은 식물 친구들에

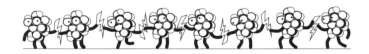

탄수화물 에너지 행렬
식물 내 탄소 행렬은 태양으로부터 저장된 에너지를 함유한다. 사슬이 끊어질 때 에너지가 방출된다.

게서 우리에게로 흐르는 '에너지'의 자연스러운 흐름이다. 즉 우리가 스스로에게 영양분을 공급하는 방식이다. 이는 자연식품이 건강에 유익하고 현대 식품은 인체에 혼란을 주어 질병을 유발할 수 있다는 점을 이해하는 데 핵심적인 내용이다.

식용 에너지를 만드는 방법

비비안의 잎을 나는 소화할 수 없지만, 만약 내 아파트에 배고픈 염소 한 마리를 초대한다면 염소는 잎을 먹고 태양에서 비비안으로, 이어서 자기 몸으로 흐르는 에너지 전달 과정을 계속할 것이다. 염소가 잎을 소화하면 산소의 도움으로 잎의 탄소 원자가 분해되고, 염소는 움직이고 생존하는 데 필요한 소중한 에너지를 얻을 것이다. 이 반응의 부산물은 무엇일까? 염소는 호흡을 통해 이산화탄소를 방으로 내보내 비비안이 식물 골격으로 재활용할 수 있게 돕는다.

만약 공기가 들어오거나 나갈 수 없도록 아파트를 밀폐하고 비비안 같은 식물을 50그루 가져와 그것들에 물을 준다면 식물도 염소도 수년간 살아남을 것이다. 생존을 위해 서로에게 의지하는 것이다.

지방 연소

체중은 어떻게 줄어들까? 인체의 지방에 저장된 에너지는 식물이 에너지를 저장하기 위해 사용하는 것과 동일한 유형의 탄소 연결에서 나온다. 우리가 지방을 에너지로 사용해야 할 때는 산소를 이용해 탄소 사슬을 끊고 미세 균열의 에너지를 방출한다. 탄소 연결이 끊어지면 각각의 탄소 원자가 산소와 결합해 우리가 내뿜는 이산화탄소를 생성한다. 자동차의 배기관이 작동하는 방식과 비슷하게 우리가 내쉬는 이산화탄소도 저장 지방이 연소하면서 나온다. 굶거나 운동을 많이 해서 상당량의 체중을 빼는 경우를 생각해보라. 그 무게에 해당하는 지방이 이산화탄소를 내뿜는 호흡을 통해 체중이 줄어든다. 비축 지방을 줄이는 체중 감량은 소화기관을 통한 배설을 거쳐 이루어지는 것이 아니라 호흡을 통해 일어난다.

생명의 호흡

탄소 순환은 생물학을 공부하는 학생이라면 누구나 알고 있는 지식이다. 식물과 동물은 잘 살아가기 위해 서로에게 의존한다. 식물은 탄소를 들이마시고 태양 에너지를 수집해서 탄소 사슬 안에 저장하며 산소를 내쉰다. 동물은 차례차례 식물 먹거리의 에너지를 사용하고, 식물이 계속 성장하는 데 필요한 이산화탄소를 생성한다.[19]

---

19 매일 우리는 1kg의 이산화탄소를 만들고 내쉰다. 이산화탄소가 분해되면 하루에 200g씩 탄소가 배출된다. 1년으로 치면 탄소 73kg이 되며, 이 정도면 식구를 늘릴까 생각하는 기후변화 운동가를 망설이게 할 만하다. 하지만 우리의 식물 친구들은 탄소 함량이 높은 공기를 좋아한다. 그들에게는 그저 이용할 수 있는 탄소 먹이가 더 많아졌다는 의미이며, 식물들은 더 많이 먹고 더 빨리 자랄 것이다. 지구의 탄소 농도가 증가하면 식물과 조류가 더 빨리 성장한다. 이 글로벌 자기 조절 장치가 없으면 기후 위기는 훨씬 더 악화할 것이다.

하지만 식물과 동물의 관계는 단순한 탄소와 에너지 이동보다 훨씬 더 복잡한데, 수백만 년 전으로 거슬러 올라간다. 동물은 식물 식품에 포함된 메시지 때문에 특정 행동을 하게 된다. 땅을 돌아다닐 수 없는 식물은 그 대가로 동물, 특히 새와 벌을 이용해 세상 구석구석으로 종을 번식시키고 퍼뜨려 생존에 도움을 얻는다. 이를 보여주는 한 예가 앞장에서 다룬 과당 메시지다.

식품 신호는 식품의 열량을 둘러싼 화학 물질의 형태로 나타난다. 이 신호는 우리에게 저 바깥세상에서 무슨 일이 일어나는지에 대한 정보를 준다. 또 열량을 어떻게 사용할지, 즉 저장해야 하는지 아니면 다 써버려야 하는지에 대한 지침을 우리 몸에 제공한다. 날씨 변화로 더울 때 땀이 나고 추울 때 몸이 떨리듯, 우리가 먹는 다양한 식품의 에너지는 현재 환경에 관한 신호를 함께 제공한다. 우리 몸은 이 신호를 감지하고 반응한다.

식물이 우리에게 보내는 화학 메시지

식물은 앞서 설명한 필수 비타민과 오메가 지방뿐만 아니라 식물과 인간 간 메시지 전달 시스템의 대부분을 차지하는 수천 가지의 생리 활성[20] 성분도 함유한다. 새롭게 발견된 식물성 화학 물질 '파이토케미컬'은 예전에 비타민과 오메가 지방이 그랬던 것처럼 여전

---

20 생리 활성(bioactive)이란 생물학적 반응을 유발하는 성질을 의미한다. 신체적으로나 정신적으로 인체에 변화를 일으키는 모든 것을 가리킨다.

히 잘 알려져 있지 않다. 파이토케미컬은 식물에 다양한 용도로 사용되며 인간이 섭취했을 때 건강에, 흔히 체중에 엄청난 영향을 주는 생물학적 반응을 촉발한다. 존재하는 파이토케미컬 종류는 5만에서 500만 가지에 이르는 것으로 여겨지지만 대부분의 작용이 아직 불분명하다. 일부는 잘 알려진 의약품이나 기분 전환용 약물로 사용된다(아스피린, 모르핀, 카페인, 담배 등). 우리가 알다시피 열대우림에 사는 많은 부족은 병에 걸렸을 때 잎과 꽃, 나무껍질에서 치료 약을 얻는 등 식물을 현지 약초로 사용한다.

산소와 산화 스트레스 그리고 항산화물질

지구의 대기는 20퍼센트의 산소로 이루어져 있고, 그 산소가 우리를 에워싸고 있다. 이번 장에서 살펴본 것처럼 산소는 식물이 성장하는 과정에서 부산물로 생성되며 동물과 인간의 생존에 필수적이다. 산소가 없다면 우리는 식품에 든 탄소 연결을 끊고 생명 에너지를 방출할 수 없을 것이다. 그러나 산소에도 부정적인 면이 있다. 산소는 생물학적 페인트 제거제처럼 작용해서 접촉한 물질에서 전자를 빼앗아 세포 손상을 초래한다. 이를 '산화 스트레스'라고 한다. 인간과 식물에서 산화 스트레스는 세포 사멸을 일으키고 암에 걸릴 위험을 증가시키며 노화를 야기한다.

'산화'는 식품을 '상하게 하고' 산패하게 하는 원인이며, 금속을 부식시키고 녹슬게 한다. 항산화제는 조직을 정상으로 회복하기 위해 새로운 전자 코팅을 더하는 역할을 한다. 그렇게 산화 스트레스를 역전

파이토케미컬은 식물에 다양한 용도로 사용되며, 부차적으로 일부는 인간에게도 이로울 수 있다. 그 이득은 다음과 같다.

항산화 효과

식물은 산소를 만들기 때문에 인간보다 훨씬 더 산화 스트레스의 영향에 대처할 필요가 있다. 산화 스트레스를 억제하지 않으면 회복할 수 없을 정도로 손상을 입을 것이다. 식물은 많은 항산화 물질을 생성함으로써 이 잠재적 위험에 대응한다. 건강에 좋은 이 화학 물질은 산화 스트레스를 끌어들여 없애고(이 전자들을 유리기라고 함) 식물의 건강을 회복시킨다. 인간이 식물을 먹으면 식물의 항산화 분자들이 인체 내에서도 계속 작용해 산화 스트레스를 처리하고 건강을 회복시킨다. 억제하지 않고 놔두면 산화 스트레스는 알츠하이머병부터 당뇨병에 이르기까지 많은 종류의 현대 질병을 일으킨다. 모든 식물과 과일이 항산화제를 함유하지만, 건강에 좋은 이 천연 화학 물질이 고농도로 함유된 식품은 블루베리, 딸기, 라즈베리, 적양배추, 콩, 비트, 녹색 잎채소, 마늘, 강황 등이다.

항염증 효과

식물은 수천 가지의 항염증 화학 물질을 만들어 곤충, 세균, 바이러스, 초식동물의 공격에 대응한다. 화학 물질은 다량으로 섭취하는 동물에게는 유독하나 소량으로 섭취하면 이로울 수 있다. 식물 항산화 물질과 마찬가지로 우리가 항염증 파이토케미컬을 함유한 식물을 먹으면 그 물질이 인체 내에서도 계속 작용하여 자연 노화와 많은 현대 질병으로 생기는 만성 염증을 줄여준다. 항염증 물질을 다량 함유한 식품은 아보카도, 브로콜리, 블루베리, 강황, 체리, 오렌지, 토마토, 포도 등이다. 식물 외 식품으로는 다크초콜릿, 적포도주, 녹차, 지방이 풍부한 생선 등이 있다.

향미와 색 그리고 냄새

식물이 먹히지 않게 자신을 보호하는 식물 독소와 반대로, 많은 파이토케미컬은 자신을 먹어줄 동물을 유인하도록 진화했다. 이 천연 화학 물질은 과일에 기분 좋은 향미와 향기를 부여하고, 밝고 매혹적인 색상을 띠게 해서 '나를 먹어줘'라는 신호를 내보낸다. 또 선명한 색상의 과일과 채소는 항산화 및 항염증 성분을 많이 함유하는 경향이 있다.

야생에서 자랄수록 더 좋다

식물은 보호 효과를 지니는 파이토케미컬 중 상당수를 혹독한 환경이나 공격에 대응해서 만든다. 식물에게 야생의 환경이란 살충제, 울타리와 관개 시설 등으로 식물을 보호하고 통제하는 농장 환경보다 훨씬 더 불확실하고 위험하다. 그래서 농장에서 기른 채소는 보호 효과가 적고 건강에 좋은 천연 화학 물질이 덜 함유되어 있다. 더 전통적인 농장에서 자란 채소가 대규모 산업형 식품 제조사에서 기른 채소보다 더 자연스러운 냄새가 난다는 것을 여러분은 눈치챘을 것이다. 더욱이 파이토케미컬은 대부분의 가공 과정에서 분해되고 파괴되므로, 식품을 더 많이 가공할수록 최종 산물의 건강 증진 효과는 떨어진다.

자연식품은 우리에게 영양분을 공급할 뿐만 아니라 우리 주변의 환경에 관한 귀중한 정보를 담고 있다. 새로 발견된 식물 파이토케미컬은 대사 경로의 스위치를 켜고 꺼서 우리에게 건강상 긍정적인 효과를 준다. 파이토케미컬은 현대의 만성 염증성 질환과 퇴행성 질환을 줄이고 완화하며 세포를 해독해 암 성장을 억제한다. 아울러 항산화 효과로 노화를 늦춘다.

신선식품에서 가공식품으로 바꾸는 것의 위험성

다시 한 번 말하지만, 가공식품을 너무 많이 섭취하면 건강과 웰빙에 이중 타격을 입는다. 초가공 식품을 더 많이 먹을수록 자연 그대로의 식물성 식품과 동물성 식품을 덜 섭취하게 되고, 파이토케미컬을 포함한 주요 이점을 놓친다. 우리는 초가공 식품으로부터 해로운 염증성 화학 물질과 체중 증가 메시지를 흡수할 뿐만 아니라 신선식품이 우리에게 주는 천연의 보호 효과도 놓치게 된다.

6장 │ 운동에 대하여

운동으로 체중이 줄어들까?

"훈련의 목적은 느슨한 부분을 조이고 신체를 강하게 하며 정신을 연마하는 것이다."

우에시바 모리헤이Ueshiba Morihei

나는 최근에 10대 딸 둘과 함께 코스타리카로 여행을 떠났다. 우리는 적극적인 사이클리스트는 아니었지만 자전거 여행 프로그램을 신청했다. 여행사는 '주말 사이클리스트'가 활동적인 휴가를 즐기기에 딱 맞는 프로그램이라고 말했다. 순진하게도 나는 자전거를 탈 줄 알고 적당히 활동적으로 돌아다니면 이 아름다운 열대 국가를 감상하기에 충분할 것이라고 판단했다. 그러나 작은 호텔에 도착해 다른 사이클리스트들을 만났을 때, 미심쩍어하던 딸들은 뭔가가 잘못되었다고 생각하기 시작했다. 나는 딸들에게 가끔 한적하게 자전거를 타고 즐기기만 하면 되는 여행이라고 장담했다.

그런데 아침에 보니 우리와 같은 여행사를 통해 온 사람들이 라이크라 재질의 사이클복을 자랑스럽게 입고 있었으며, 정말 걱정스럽게도 몇 명은 자신의 경주용 안장을 가져왔고, 어떤 사람은 심지어 자신의 탈착식 페달을 가져왔다. 우리가 맛있고 신선한 과일로 구성된 아침을 먹은 후 코스타리카 커피를 마시고 있을 때, 친절한 현지 가이드가 10일간의 여행 일정을 우리에게 차근차근 설명해주었다. 보통 아침에 이어 오후까지 20~30킬로미터씩 자전거를 타는 일정이라고 했다. 딸들은 일제히 원망하는 얼굴로 나를 돌아보았다. "아빠, 우리를 훈련소에 데려오셨네요!!"

이번 휴가에서 흥미로웠던 점은 날마다 아주 격렬한 운동을 하면서 신선하고 잘 준비된, 가공되지 않은 현지 식품을 많이 먹는 생활이 우리 몸에 미친 영향이었다. 우리는 몸이 더 탄탄해지고 체중이 좀 빠질 것으로 예상했다. 하지만 실제로는 몸이 탄탄해지긴 했어도 모두 체중이 '늘었다'. 출발 전에 눈치챈 사실은, 같은 그룹의 다른 사이클리스트들을 살펴보니 열정적인 장거리 사이클리스트이면서 분명 몸이 아주 탄탄한 사람 중 상당수가 복부 주위에 지방이 쌓여 확연히 배가 나왔다는 것이다. 운동 자체가 반드시 체중 감소로 이어지지는 않는 것 같았다.

운동은 대사에 어떤 영향을 미칠까

연구를 통해 우리가 아는 바에 따르면, 먹는 음식을 바꾸지 않으면서 정부의 권고 사항대로 1주에 150분씩의 운동으로 체중을 줄이려는 사람은 1년에 2kg 정도밖에 감량하지 못할 것이다. 그러나 또우리가 관찰할 수 있는 사실은 헬스장 산업이 번창하고 있고 헬스장대부분이 사람들로 붐비며 새로 문을 여는 헬스장이 급증하고 있다는 것이다. 효과가 있어야 인기를 얻는 법이므로, 규칙적으로 하는격렬한 운동에 뭔가 긍정적인 효과가 있음이 분명하다.

확실히 규칙적인 운동을 '멈추면' 체중 증가로 이어지는 듯하다.은퇴한 엘리트 운동선수들, 특히 수영선수였던 환자들을 진료실에서 많이 봐왔다. 그들은 다쳐서 훈련할 수 없거나 엘리트 선수 생활을 끝낸 후 체중이 상당히 증가했으며 늘어난 체중을 줄이기가 어렵다고 말한다.

그렇다면 체중 조절에서 운동의 중요성은 무엇인가? 운동은 건강한 식습관보다 더 중요할까, 아니면 덜 중요할까? 어떤 종류의 운동이 가장 좋을까?

체중 감소나 증가에 대한 '들어오는 에너지와 나가는 에너지' 방정식으로 돌아가면, 더 많이 움직여 에너지를 소비하면 장기적으로체중이 감소하는 것이 논리적인 듯하다. 반면에 덜 움직이고 온종일소파에 앉아 있으면 논리상 체중 증가로 이어질 것이다. 그러나 1장에서 배웠다시피 우리가 매일 소모하는 총 에너지 중에서 격렬한 운동에 쓰이는 에너지는 소량에 불과하며, 헬스장에 다니지 않는 사람대부분은 아마 격렬한 운동에 쓰는 에너지가 5퍼센트 미만일 것이다. 인체가 사용하는 에너지 대부분은 움직일 때 사용하는 에너지보다 많아서, 총 에너지 예산의 70퍼센트를 기초대사율(BMR)이 차지

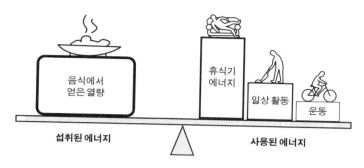

평범한 일일 에너지 균형

체중이 안정적일 때는 우리가 섭취하는 에너지(열량)가 휴식기 에너지 소비(70퍼센트) + 일상 활동으로 인한 수동적 에너지 소비(25퍼센트) + 운동으로 인한 능동적 에너지 소비(5퍼센트 미만)로 균형을 이룬다.

한다.[21] 나머지 25퍼센트는 사무실까지 걷기나 집안일이나 취미생활하기처럼 일상적인 활동에 사용된다. 이를 수동적 에너지 소비라고 한다.

또 우리가 알다시피 기초대사율은 매우 동적일 수 있다. 조광기 스위치처럼 기초대사율은 뇌가 대사율을 높여 체중 '증가'를 막으려 하는지, 대사율을 낮춰 체중 '감소'를 막으려 하는지에 따라 올라가거나 내려갈 수 있다. 기본적으로 기초대사율은 우리가 음식을 너무 많이 먹고 있으면 에너지를 실어 나르고 충분히 먹지 않으면 에너지를 절약한다. 1980년대에 TV에 나오던 레디브렉(Ready Brek, 영국에

---

21 기초대사율 에너지를 사용하는 용도에는 심장이 온몸으로 혈액을 내보내는 에너지, 그 혈액에 산소를 공급하기 위해 호흡하는 에너지, 세포 성장과 복구, 소화, 면역반응, 염증, 그리고 가장 중요하게는 '생각하는' 에너지가 포함된다. 뇌는 기초대사율의 전체 에너지 예산 중에서 20퍼센트를 사용한다.

서 인스턴트 죽으로 출시되었다가 인스턴트 핫 시리얼로도 출시된 식품-옮긴이) 광고를 기억하는 세대라면, 아침 식사로 레디브렉 죽을 먹은 어린이들 주위로 오렌지색 불빛이 빛나던 장면이 생각날 것이다. 이는 기초대사율을 시각적으로 표현하는 좋은 방법으로, 계속 빛나는 체내 불빛은 인체의 중요한 생체 기능이 순조롭게 진행되도록 유지하지만 밝아지거나 어둑해질 수 있다. 1장에서 배웠듯 체중, 키, 나이가 같은 사람이라도 휴식기 에너지가 700kcal만큼이나 차이 날 수 있으며 이는 10킬로미터를 달리거나 헬스장에서 혼합 운동을 1시간 동안 할 때 소비되는 에너지와 같은 양이다.

우리가 운동할 때 기초대사율에는 어떤 일이 일어날까? 기초대사율은, 과식이나 굶주림에 반응할 때 변화하듯 운동에 대해서도 그럴까? 이 질문에 답하려고 미국의 인류학자이자 대사 연구자인 허먼 폰처Herman Pontzer는 아프리카 사냥꾼의 에너지 소비량을 런던과 뉴욕에서 일하는 사무직 근로자의 에너지 소비량과 비교하는 유명한 실험을 했다.

단순한 '들어오는 에너지와 나가는 에너지' 방정식을 사용해서 하루 평균 1만 9,000보를 걷는 아프리카 사냥꾼이 사무실에서 일하는 사람보다 훨씬 더 많은 에너지를 소모했으리라 예상할 것이다. 하지만 연구 결과 두 그룹의 에너지 소비량은 '같았다'. 다른 비슷한 연구에서도 같은 결과가 나타났다. 예를 들어 나이지리아에서 농사를 짓는 여성과 시카고에서 사무직으로 일하는 여성을 비교해도 에너지 소비량이 다르지 않았고, 아마존강 유역의 농부와 도시로 이주해 주로 앉아서 일하는 같은 부족의 일원 사이에도 차이가 없었다.

> ### 에너지 측정하기 — 인체의 배출가스
>
> 5장에서 설명했듯 인체의 에너지는 설탕과 비축 지방에서 탄소 결합이 끊어질 때 나온다. 이 결합에서 나온 탄소는 호흡을 통해 이산화탄소 형태로 공기 중으로 나간다. 인체의 호흡은 자동차의 배기 시스템과 같아서 우리가 사용하는 연료에서 남은 탄소를 배출한다. 그래서 우리는 운동 중에 더 많은 탄소 에너지를 이용하려 탄소 결합을 더 빨리 끊어야 할 때, 인체의 배기관이 몸에서 독성 탄소를 배출하기 때문에 숨을 더 가쁘게 내쉰다. 우리가 내쉬는 이산화탄소는 연구자들이 우리가 사용하는 에너지 양을 정확히 계산하는 데 사용된다.

아프리카 사냥꾼이 하루에 약 2만 보를 걷는다면 틀림없이 그들은 사무직 근로자보다 약 600kcal 더 많은 에너지를 움직이는 데 사용하고 있을 것이다.[22] 그들은 에너지 소비량을 같게 하려고 분명히 어딘가 다른 곳에서 에너지를 절약해서 규칙적인 활동에 적응했을 것이다. 이런 에너지 절약은 기초대사율과 수동적 에너지 소비량을 둘 다 감소시킨 결과다. 몸이 필수적이지 않은 기능을 정지시키면 당연히 그 보상으로 기초대사율이 감소하고 자연히 피곤해져서 일

---

22   인간은 매우 효율적으로 걷는다. 1,000보를 걸을 때 소모하는 에너지가 초콜릿 한 조각에 상당하는 30~40kcal에 불과할 것이다.

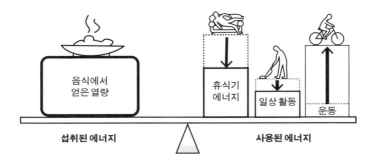

운동량 증가 시 균형

더 많은 에너지를 운동으로 소모하고 나서 더 많은 음식 섭취로 보상하지 않을 때 발생하는 에너지 균형의 변화. 기초대사율 감소와 수동적 활동 감소가 격렬한 운동에 사용된 에너지 증가를 보상한다. 이는 체중 감량을 저하시킨다.

상 활동이 줄어들 것이다. 사냥꾼들은 쉴 때 더 적게 활동하고 수면도 더 오래 취할 것이다.

울트라마라톤 주자 그룹의 에너지 소비량을 분석한 연구에서는 에너지 균형에서 비슷한 적응을 나타냈다. 2015년 레이스 어크로스 USA에는 캘리포니아에서 메릴랜드까지 3,080마일(약 4,957킬로미터)을 달리는 선수들이 참여했다. 경기 참가자들은 마라톤에 맞먹는 거리를 매일 완주하면서 일주일에 하루씩 휴식했다. 경주는 120일 동안 계속되었다. 연구진에 따르면 예상대로 선수들은 경주를 시작하자 전체 에너지 소비량이 26마일(42킬로미터)을 달리는 데 필요한 에너지만큼 증가했다. 그러나 불과 일주일이 지나자 기초대사율과 수동적 활동이 감소하면서 전체 에너지 소비량은 아프리카 사냥꾼이 보인 에너지 절약과 비슷한 일일 600kcal만큼 감소했다.

기초대사율 절약은 부교감신경계를 통해 일어난다. 그래서 운동선수와 사냥꾼은 혈압 감소, 맥박 감소, 열 손실 감소를 나타내며 더 춥게 느낀다. 게다가 면역 보호, 성장, 복구에서도 에너지를 절약한다.

일상 활동, 즉 수동적 에너지 소비량의 감소는 자연스러운 피로를 통해 일어난다. 아프리카 사냥꾼처럼 달리기 주자들도 저녁에 쉴 때 평소보다 더 적게 활동하고 더 오래 잔다.

이 연구들은 인체가 특정 체중을 유지하려 할 때 운동을 계산에 넣는다는 사실을 확증한다. 운동을 더 많이 할수록 인체는 평상시의 일상 에너지 소비량을 절약함으로써 균형을 맞추는 것 같다. 적응의 한계치는 헬스장이나 에어로빅 교실에서 한 시간 운동하거나 자전거를 한 시간 탈 때 소비하는 에너지에 해당하는 일일 600kcal인 듯하다.

식욕을 돋우다

우리가 알다시피 운동량이 증가하면 몸이 더 많은 열량이 필요하다는 신호를 보내고 따라서 식욕이 증가한다. 아프리카 사냥꾼에게 해당하는 경우는 아니었지만, 먹을 수 있는 음식이 풍부하면 에너지 밀도가 더 높은 음식을 섭취하여 운동 에너지 소비량을 보상한다. 울트라마라톤 주자들이 그랬다. 날마다 대사율을 낮추고 휴식을 취해 절약한 에너지는 마라톤 거리의 4분의 1을 충당하는 양에 불과했

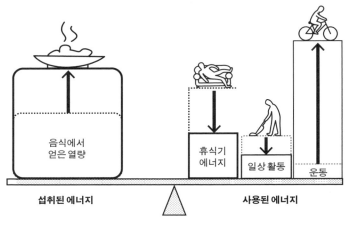

과도한 운동에 대한 적응

마라톤을 달리려면 약 2,400kcal의 에너지가 필요하다. 훈련받은 선수의 경우 이 에너지 중 4분의 1(600kcal)은 대사 효율성 증가에서 나오고(휴식기 대사와 일상 활동을 줄여서), 나머지 열량은 식욕 증가에 따라 섭취한 음식에서 나온다.

다. 경주하는 데 필요한 나머지 에너지는 추가 열량을 섭취해서 얻었다.

헬스장에 열심히 다니는 사람도 규칙적인 운동에 대한 반응으로 같은 영향을 받을 것이다. 몸이 연료를 보충하라고 지시함에 따라 식욕이 증가하는 현상을 눈치챌 것이며, 아울러 피곤해서 덜 움직이고 싶고 잠을 더 많이 잘 것이다. 게다가 인체 대사가 느려지면서 혈압과 맥박이 감소할 것이다. 식이요법으로 체중을 줄이려고 할 때처럼 몸은 두 전선에서 반격한다. 식욕을 높여 에너지를 증가시키고, 대사율을 낮춰 에너지를 절약하는 것이다.

번아웃

우리 몸이 신진대사를 낮춰 저열량 다이어트에 적응하는 것과 마찬가지로, 규칙적인 운동을 시작하면 신진대사 효율성이 훨씬 높아질 수 있는 것으로 보인다. 뛰어난 운동선수 대부분은 훈련을 너무 무리하게 하면 휴식기 대사율에 가해진 압력이 근육과 조직의 치유와 면역 방어에 악영향을 미쳐 심각한 건강 문제를 일으킬 수 있다는 사실을 잘 알고 있다. 번아웃, 즉 과훈련 증후군은 근육통과 잦은 부상 그리고 중증 바이러스나 세균 감염을 초래한다.

운동을 얼마나 해야 할까

운동을 많이 할수록 대사 효율성이 올라가고 배고픔을 더 많이 느끼는 듯하다. 우리 몸은 대사 조광기 스위치를 아래로 돌리고 배고픔을 활성화하여 소모된 열량을 만회한다. 또 대사로 절약되는 양은 일일 최대 600kcal로 설정된 것 같다. 인체가 열량을 그렇게 빡빡하게 통제한다면 헬스장에 다니는 사람들은 어떻게 체중을 감량하거나 감량한 체중을 유지할까?

1장에서 알아보았듯, 감량한 체중을 유지하려면 개인의 체중 설정값을 변화시키는 수밖에 없다. 몸에 인슐린 수치가 높으면 뇌로 가는 렙틴 신호가 차단되어 현재 체중이 얼마나 되는지 알 수 없다는 사실을 배웠다. 뇌는 신호 오작동으로 혼란을 겪으면서 몸에 지방이 얼마나 있는지를 알 수 없고, 과다한 인슐린에 반응해 체중을 올린다. 설탕, 정제 탄수화물, 식물성 유지, 가공식품 등 인슐린 수치를 올리는 식품을 멀리하면 렙틴 신호가 뇌에 전달되어 과잉 지방을 감지할 수 있으므로 체중 감량이 원활해진다.

운동을 통한 체중 감량에서도 비슷한 방식으로 체중 설정값이 작동한다. 운동은 인슐린 효과를 높이므로 필요한 인슐린 양이 줄어들면 체중 설정값이 감소하면서 체중 감소로 이어진다. 더욱이 운동은 스트레스 호르몬인 코르티솔을 감소시킨다. 일반적으로 코르티솔은 식욕을 높여 혈당에 이어 인슐린 수치를 끌어올린다. 따라서 운동으로 코르티솔을 줄이면 간접적으로 인슐린 감소 효과가 나타나고 체중 감소가 뒤따른다.

그러나 적당히 운동해서는 체중을 크게 줄일 수 없다. 일주일에 150분을 운동하면, 예를 들어 30분 운동을 일주일에 5일씩 하면 1년 동안 고작 2kg밖에 뺄 수 없다. 미국 대학스포츠의학회American College of Sports Medicine는 운동으로 체중을 감량하기가 어렵다고 인정한다.

권장 사항은 다음과 같다.

- 체중을 유지하거나 건강을 개선하려면: 150분/주
- 체중 증가를 멈추려면: 200분/주
- 체중을 상당히 줄이려면: 300~420분/주
- 다이어트로 체중을 감량한 후 다시 증가하지 않게 하려면: 300분/주

운동하는 동안에는 인체가 대사 효율성과 식욕으로 열량을 엄격히 관리하므로, 체중을 상당량 줄이려면 매일 한 시간씩 적극적으로 운동해야 할 것이다. 몸이 건강해지면서 이 기간에 할 수 있는 운동량이 늘어나 인슐린과 코르티솔 수치가 놀랄 만큼 낮아지고 그 결과 체중이 많이 줄어든다. 그러나 대부분 하루에 이만큼 운동할 시간을 내기 어려울 뿐 아니라 과도한 운동은 근육 부상 위험을 높인다. 또한 우리는 운동선수가 갑자기 운동을 멈추면 어떤 일이 일어나는지 알고 있다. 체중이 급격히 증가하고 나면 좀처럼 줄어들지 않는다.

어떤 종류의 운동이 가장 좋을까

수많은 연구에서 체중 감량에는 '고강도 인터벌 트레이닝(HIIT)'이 근력 운동이나 지구력 운동(달리기, 자전거 타기 등)보다 좋은 것으로 나타났다. 고강도 인터벌 트레이닝은 그 이점이 명확해지면서 2000년대 초반 헬스장에서 인기를 얻기 시작했다. 매우 높은 강도의 운동을 짧게 한 후 휴식을 취하는 과정을 반복한다. 예를 들면 5~10분 동안 준비운동을 한 후 최대한 빠르게 달리거나 자전거를 타는 전력 질주를 30~45초 간격으로 하고 나서 천천히 움직이는 회복기 운동을 90초 동안 하는 방식이다. 목표는 산소를 고갈시켜 산소 없이 포도당을 분해해야 할 정도로 극심하게 근육을 사용하는 것이다. 이것을 산소 없이 하는 운동, 즉 무산소 운동이라고 한다. 산소

없이 포도당을 분해할 때 나오는 부산물은 젖산이다. 근육 경련을 일으킬 수 있는 젖산의 과다 축적을 막기 위해 훈련을 30분으로 제한해야 한다.

고강도 인터벌 트레이닝은 근육에 대한 압박감을 증가시키고 성장 호르몬(GH) 분비량을 300~450퍼센트 급증하게 한다. 성장 호르몬은 대사를 촉진하고 인슐린 기능을 개선하고 면역 체계를 자극하며 근육을 형성하고 뼈를 강화하며 심지어 뇌 기능도 개선하는 등 유익한 효과가 많다. 성장 호르몬 수치는 고강도 인터벌 트레이닝 세션을 마친 후 24~48시간 동안 높게 유지되므로 일주일에 두세 번만 실행하면 된다. 더욱이 이 운동은 신경(뇌) 경로를 자극하고 새로운 뇌세포 생성을 유발할 수 있는 '뇌 유래 신경영양인자(BDNF)'를 증가시켜 뇌가 퇴화하지 않도록 보호한다.

고강도 인터벌 트레이닝은 대사를 개선하고 기존 운동보다 지방을 더 많이 감소시킬 뿐 아니라 시간적으로도 효율적이다. 효과적인 운동은 한 시간 동안 할 필요가 없다.

만 보 걷기

체중을 줄이려 노력하는 많은 환자가 핏비트나 애플워치를 사용해서 하루에 1만 보 걷기를 지키려고 노력한다. 그들은 이 방법이 체중 감소를 촉진할 것이라고 확신한다. 하지만 하루에 1만 보 걷기 유행은 과학에 근거하지 않았고, 1964년 도쿄 하계올림픽 직전에 일본에서 초기 만보계를 제조한 회사에 의해 시작되었다. 1만 보를 선택

한 이유는 1만을 뜻하는 일본어 글자가 사람이 걸어가는 모습처럼
보여서였다.

앞서 배웠듯 인간은 걷기 효율이 매우 높아서 1,000보에 단지
30~40kcal만 사용한다. 이는 초콜릿 한 조각에 해당하는 열량이다.
따라서 1만 보를 걸어도 300~400kcal밖에 사용하지 않는다. 우리
는 고강도 인터벌 트레이닝 이외의 운동에 관한 연구를 통해 인체가
대사 효율을 일일 600kcal까지 개선해서 적응한다는 사실을 안다.
인체는 1만 보에 쉽게 적응하므로, 야외에서 걷는 활동이 정신 건강
과 전반적인 체력 그리고 비타민 D 수치에는 좋지만 체중에 미치는
직접적인 효과는 거의 없다.

열량 제한, 그 다음에 운동

알다시피 식이요법으로 살을 빼거나 격렬한 운동을 규칙적으로
하면 인체의 신진대사가 급격히 떨어질 것이다. 그러나 인체 대사
의 효율성에는 한계가 있다. 예를 들어 열량 섭취를 일일 1,200kcal
로 제한해 체중이 좀 줄고 나서 흔히 있는 체중 정체기에 들어갔다

고 해보자. 이는 인체의 신진대사가 변화에 적응해 일일 600kcal까지, 즉 당신이 제한한 열량과 같은 양만큼 떨어졌을 것이라는 의미다. 안타깝게도 그 후에는 하루에 1,200kcal 섭취를 지켜야 하며 그러지 않으면 체중이 증가할 것이다. 그러나 이런 상황에서 좋은 소식은 당신의 신진대사가 달성할 수 있는 최대 효율에 도달했을 것이라는 점이다. 하루에 한 시간씩 격렬한 운동을 하면 그 운동에 해당하는 600kcal를 더해 열량 섭취량을 1,800kcal로 증가시킬 수 있다. 비교적 정상적으로 열량을 섭취할 수 있고 질 좋은 음식을 먹는 한 체중은 증가하지 않을 것이다. 운동하는 사람들 상당수가, 감량한 체중을 다시 늘리지 않으면서도 비교적 정상적으로 먹을 수 있는 좋은 방법이라고 생각한다.

요약하면 운동, 특히 고강도 운동은 자주 인용되는 말처럼 여전히 '젊음의 샘'이며 건강상의 이점을 많이 제공한다. 상당한 체중 감소를 달성하려면 매우 높은 강도로 하거나 매일 장시간 해야 한다. 또 감량한 체중을 유지하려 지구력 운동을 하면 시간이 걸릴지언정 더 정상적인 열량 섭취를 할 수 있게 된다.

지금까지 몸과 영양 사이의 관계를 살펴봤으니, 이제부터는 우리 뇌와 현대 식품 환경 사이의 관계를 살펴보려 한다.

2부

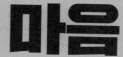

마음

우리 뇌는 음식을
어떻게 받아들일까?

HOW TO EAT

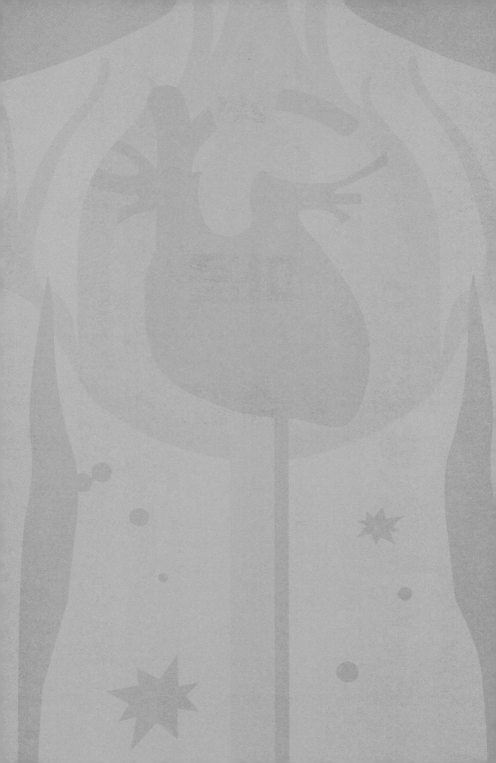

7장 | 나는 누구인가

무의식적인 행동 이해하기

"우리가 반복해서 하는 행동이 곧 우리 자신이다. 그러므로 탁월함은 행동이 아니라 습관이다."

아리스토텔레스

영국의 축구 경기장에 가본 적 있다면 한쪽 응원단이 상대 응원단을 향해 "너는 누구냐?!"라고 연호하는 소리를 들어봤을 것이다. 물론 기세를 잡으려는 재미있는 구호로 쓰였지만, 이 질문 자체는 상황에 따라 기본적인 질문으로 사용된다.

'나는 누구인가?'라는 질문에 대해 생각해본 적 있는가? 아마 성별이나 민족 배경, 국적, 종교, 가족 관계, 자녀 유무 등을 언급할 것이다. 아니면 외모나 건강 상태 또는 장애를 포함할 수도 있다. 하지만 이것이 진짜 당신일까?

자신을 만나다

어느 방에서 어린 시절의 나, 사춘기의 나, 청소년기의 나, 성인이 된 나 그리고 더 나이 든 나와 만난다고 상상해본다면? 이들이 모두 같은 사람일까? 모두 '당신'인 것은 맞지만 이들이 같은 정체성을 지니고 있을까? 알다시피 이렇게 다양한 버전으로 된 자신의 물리적 신체는 서로 완전히 달라서 한 버전에 있던 단 하나의 원자도 다음 버전에는 존재하지 않을 것이다. 우리는 먹는 음식, 분비물, 호흡을 통해 환경으로부터 물리적 요소를 끊임없이 버리고 얻는다. 7년 이내에 여러분의 모든 부분이 교체될 것이다. 그렇다면 여러분의 정체성은 어떨까? 이것도 바뀔까?

개인의 정체성, 즉 진정한 자아는 세상을 이해하는 방식과 태도와 신념으로 구성되며, 지식과 지혜가 있거나 없는 상태다. 이는 우리가 맞닥뜨리는 다양한 상황에 반응하는 방식을 결정한다. 특정한 시점에 우리가 누구인지를 결정하며, 주변 상황에 따라 우리 자신의 정체성도 계속 변한다. 이 책을 읽는 순간에도 당신은 새로운 발상과 개념을 배우고 특히 음식이 몸과 마음에 미치는 영향과 관련해 세상을 바라보는 관점과 이해하는 방식을 바꾸면서 정체성이 변하고 있을 것이다.

그러나 세상에 대한 이해와 경험이 정체성 전부를 뜻할까? 평범하고 특별한 것 없는 출근날 아침을 생각해보자. 잠에서 깨어나 세상을 인식한다. 침대에서 나와 아마도 화장실에 갈 것이며 양치를 하고 샤워를 한 후 몸의 물기를 닦고 옷을 입는다. 머리를 손질하고 늘 하던 대로 몸을 단장하고 서둘러 아침 식사를 한 후 차에 탄다. 그런 다음 차를 몰고 가서 주차하고 근무지에 들어가 동료들에게 인사하고 책상에 앉는다.

자동 조종 장치로서의 기본 욕구

잠시 멈춰서 이 시나리오를 생각해보라. 당신은 잠에서 깨어나 사무실 책상에 앉기까지의 과정을 의식적으로 생각할 필요도 없이 무의식적으로 해냈다. 마치 당신은 자동 장치, 즉 인체로 된 로봇이 된 느낌이며, 그날 아침에 일어난 모든 행동은 자동 조종 장치를 통해 일어난 일 같다. 샤워할 때 몸에 비누칠하는 방식과 수건으로 몸을 닦는 방법, 옷 입는 순서와 넥타이를 매는 방법이 그랬다. 차를 복잡하게 제어하면서 운전했고 근무지까지 길을 찾아갔다. 심지어 집과 사무실의 문을 여닫는 행동도 무의식적으로 해냈다. 당신이 매일 같은 방식으로 하는 이 모든 행동도 당신의 정체성일까?

모든 인간은 '기본 욕구'에 이끌린다. 다시 말해 기본 욕구의 지배를 받는다. 이런 행동 방식은 DNA를 통해 세대에 걸쳐 전해져 내려오며, 우리 유전자에 심어진 마스터 생존 코드다. 그러나 이 마스터 생존 코드가 우리의 삶과 죽음을 멈추지는 않는다. 이 코드는 DNA가 자신의 생존을 지키는 수단이다. 리처드 도킨스Richard Dawkins가 저서 『이기적 유전자The Selfish Gene』에서 설득력 있게 기술한 것처럼, 우리는 소모되는 생물학적 운반 도구다. 그저 DNA를 다음 세대, 그다음 세대로 전달하기 위한 수단일 뿐이다.

DNA가 우리에게 제공하는 기본 욕구는 첫 번째로 생존이며 그다음에는 성인으로 안전하게 성장하고 배우자를 찾고 최종적으로 자식을 낳는 것이다. 이는 식물, 세균, 진균, 바이러스부터 곤충, 어류, 조류, 포유류에 이르기까지 지구상에 살아 있는 어떤 생물체도 마찬가지다. 이 점에서는 주방 주위에서 윙윙거리는 파리도 당신과 같다. DNA를 다음 세대에게 전달하려 고안된 소형 생물 기계에 지나지 않는다.

인간의 기본 욕구는 우리가 처한 세상에 반응하는 우리의 행동과 행위 대부분을 제어한다. 기본 욕구란 생존하기 위해 안전을 추구하고 주거지를 찾으며, 성장하기 위해 몸에 영양분을 공급하고 먹고 마시며, DNA 코드를 물려주기 위해 배우자를 찾아 자식을 낳고, 그 자손을 보호하려는 욕구다.

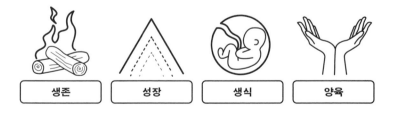

생존   성장   생식   양육

기본 욕구

호르몬의 보조

인체라는 복잡한 기계에는 DNA의 욕구를 충족하려면 어떻게 행동해야 하는지를 상기시켜주는 장치가 있다. 그중 하나가 우리에게 먹고 마실 시간을 알려주는 호르몬 신호다. 이런 목마름과 배고픔 신호는 강력하며, 언제 영양분을 섭취해야 하는지를 자율적 자아에게 알려준다.

성호르몬인 테스토스테론과 에스트로젠은 사춘기에 분비되어 최대치에 달했다가 나이가 듦에 따라 서서히 줄어든다. 그 영향으로 나이가 들어가면서 행동과 성격이 달라진다. 약물과 같은 방식으로 작용하는 이 호르몬이 증가하면 젊은이들은 예를 들어 다양한 옷을 입는 방식으로 이성의 관심을 끌고 싶어 한다. 호르몬이 줄어들면 이런 욕구가 줄어들기 시작한다.

또 우리는 위험한 순간에 자신을 보호하기 위해, 아드레날린을 분비할 수 있는 두려움 버튼을 신경계에 가지고 있다. 이 두려움 반응은 우리를 일시적으로 더 강하게 만들고 더 빨리 생각하도록 만들어 우리의 생존을 돕는다.

우리가 통제할 수 없는 이 모든 호르몬 신호는 자아와 행동 방식에 영향을 주며 우리 정체성의 일부를 형성하므로 무시할 수 없다. 그러나 우리의 가장 큰 자산이면서 정체성에 가장 중요한 영향을 미치는 것은 뇌의 지배를 받는 사고방식이다.

본능적 행위

우리는 뇌 안에 1,000억 개의 뉴런을 가지고 태어나는데, 이는 결국 필요한 뉴런보다 훨씬 더 많은 양이다. 아기의 뇌에는 환경에 반응하는 몇 가지 행위와 행동이 미리 설정되어 있다. 젖꼭지를 찾아내 젖을 먹는 것과 같은 본능적 행동은 아기가 영양분을 섭취하는 데 도움이 된다. 울음은 배고프거나 불편한 상태를 양육자에게 전달하려는 본능적 의사소통의 한 형태다. 아기는 자기가 떨어지고 있다고 느끼면 두 팔을 뻗어 감싸 안으려 한다. 엄마를 놓치지 않도록 설계된 모로반사다.

이런 능력은 선천적으로 타고나지만 동물의 자손과 비교할 때 인간의 아기는 완전히 발달하고 생존법을 배우는 데 훨씬 더 오래 걸린다. 유아는 주변에 있는 것들을 만지고 물고 관찰하고 맛보고 듣고 냄새 맡으며 배우기 시작한다. 뉴런 중 많은 것이 사용되지 않아 불필요해지면서 1,000억 개의 뉴런으로 이루어진 빈 캔버스가 정리된다. 특정 환경에서만 기능할 수 있고 새로운 환경에 적응하기 어려운 대부분의 동물 뇌와 달리, 인간 아기의 뇌는 '가소성'이 좋아서 다양한 환경에서 생존하도록 발달하고 적응할 수 있다. 성인기에 이를 때쯤에는 사용되지 않은 뇌 속 뉴런의 절반이 사라진다.

움직임을 배우다

다양한 환경에서 살아남으려 적응하고 배우는 능력은 인간 뇌에만 있는 고유한 특징이다. 그래서 우리는 지구상 모든 지역을 성공적으로 차지했다. 우리 뇌는 직면한 환경에서 일어나는 일을 감지하면 이전 경험과 비교해 데이터를 처리하고, 항상 핵심적인 욕구를 염두에 두면서 미래에 가장 유익한 결과를 가져올 반응을 선택하는 복잡한 기계다. 우리의 반응은 행동의 형태로 나타나며, 그 과정에서 우리는 천천히 학습하고 적응한다.

삶에서 배운 기술을 생각해보라. 신발 끈을 묶거나 이를 닦는 일처럼 일상적인 일일 수도 있고, 자전거를 타거나 자동차를 운전하거나 스포츠를 하거나 악기를 배우는 일처럼 좀 더 복잡한 활동일 수도 있다. 어떻게 이 활동을 배우고 점점 더 잘하게 되었을까? 새로운 기술을 연습하기 시작할 때는 어렵고 엄청난 집중력이 필요하지만, 끊임없이 연습을 반복하면 뇌가 이 활동을 뇌의 회로 기판에 새긴다. 그러고 나면 우리는 크게 노력하거나 의식적으로 생각하지 않고도 그것을 할 수 있다. 이처럼 배운 기술이 자동 조종 장치로 실행되면 우리에게는 다음 기술에 집중할 여력이 생긴다.

뇌를 울창한 숲이라고 상상해보자. 우리가 숲 어느 곳에서 다른 곳으로 이동하다 보면 오솔길이 만들어지기 시작한다. 반복해서 오가면 숲을 통과하는 오솔길이 점점 더 또렷해진다. 뇌가 바로 이런 방식으로 일한다. 당신이 한 번 배운 기술을 여러 번 반복하면 이 활동을 지시하는 신경 신호들이 연결되어 견고한 신경 경로를 만드는 것이다. 일단 기술을 터득하면 그 경로는 절대 사라지지 않는다. 만약 우리가 어떤 활동을 특히 잘하게 되어 그것을 터득하면 경로가 더 확실해져 오솔길이 도로로 변하고 마침내는 고속도로가 된다. 활동을 멈추거나 그냥 내버려 두면 어느 정도 잡풀로 덮일 수는 있어도 경로는 이전에 익힌 기술이나 행동의 발자취로 남아 항상 그곳에 있을 것이다. 이런 방식으로 우리는 뭔가를 배운다. 자동화될 때까지 기본적으로 반복하는 것이다. 그나저나 우리는 그 활동이나 기술을 할 수 있음에도 '어떻게' 하는지를 잊어버릴 수 있다.

뇌는 여러 층을 지니고 있어 마치 양파와 같다. 두개골 바로 아래에 있는 뇌의 바깥층은 의식적인 결정을 내리고 어려운 문제를 해결하는 부위다. 이 부분을 사용하면 많은 에너지가 들 수 있는데, 실제로 뇌는 인체의 총 에너지 소비량 중 20퍼센트를 사용한다. 뇌 바깥층은 운전을 배우는 일처럼 새로운 것을 익히려 노력할 때 사용하는 부위다. 우리는 새로운 것을 배울 때 그 활동에 집중해야 하므로 다른 것을 생각할 수 없다. 이를테면 운전면허 시험에 합격하고 몇 년 동안 지속적으로 운전을 해서 터득하고 나면 운전은 더 이상 뇌의 바깥층에 의해 통제되지 않는다. 이제는 뇌 내부 깊숙이 묻혀 있는 영역인 기저핵에 의해 통제된다. 배운 기술은 모두 이 영역에서 제어된다. 기저핵 덕분에 우리는 걸을 때 언제 한쪽 다리를 다른 쪽 다리 앞에 두어야 한다거나 어떻게 팔을 흔들어야 하는지에 집중할 필요가 없다. 이런 움직임은 저절로 이루어진다. 배운 기술에 뇌가 과도한 에너지를 소모하지 않아도 되므로 뇌의 바깥층이 다른 일에 대해 생각할 수 있게 된다.

쾌감을 추구하다

뇌의 회로에 새겨질 수 있는 것은 움직임 기술뿐만이 아니다. 행위와 의사결정도 새겨질 수 있다. '도파민'이라는 뇌 화학 물질은 우리에게 쾌감 신호를 주어 이 활동을 지시한다. 도파민은 신경 세포

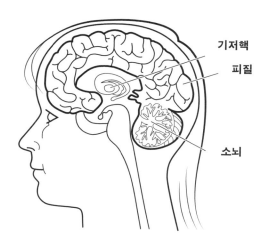

기저핵

피질

소뇌

기저핵 – 습관 센터
뇌에는 대뇌피질(의식적 사고와 의사 결정을 조절함)이라는 바깥층이 있다. 일단 반복적으로 행동을 익히고 나면, 그다음에는 기저핵이 행동을 조절해서 무의식적으로 수행할 수 있다. 소뇌는 균형과 공간 인식(몸의 위치)에 관여해서 이런 움직임을 가능하게 한다.

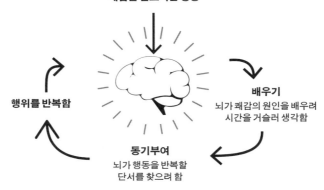

쾌감을 일으키는 행동

배우기
뇌가 쾌감의 원인을 배우려
시간을 거슬러 생각함

동기부여
뇌가 행동을 반복할
단서를 찾으려 함

행위를 반복함

새로운 습관 배우기

도파민이 쾌감 신호를 주고, 이 신호는 어떤 행동이 쾌감을 일으켰는지를 뇌가 알아내도록 자극하며 우리가 그 행동을 반복하도록 유도한다.

가 서로 소통하도록 돕는 신경 전달 물질이다. 우리가 핵심적 욕구 (성장, 안전, 생식, 양육)에 도움이 되는 활동을 하면 도파민은 강한 쾌감을 제공한다. 쾌감 신호가 감지되면 뇌는 시간을 거슬러 올라가 어떤 행동으로 쾌감을 얻었는지, 원인이 무엇인지를 분석한다. 도파민 분비로 인한 쾌감은 뇌가 그 행동이나 행위를 다시 하는 법을 배우도록 동기를 부여한다.

따라서 도파민은 그저 기분이 좋아지게 하는 화학 물질이 아니라 학습과 동기 부여에도 중요한 역할을 한다. 도파민이 없다면 우리는 아무것도 할 의욕이 없을 것이다. 도파민을 생성할 수 없게 사육된 쥐는 움직이지도 않고 먹지도 않는다. 도파민이 없으면 아마 우리는 아침에 침대에서 나오려 하지도 않을 것이다. 인류는 도파민이 있기에 끊임없이 탐구하고 혁신해왔다. 그러나 앞으로 다루겠지만 현대 세계의 많은 것이 쾌감 반응을 자극해 때로는 건강을 해치도록 만들어져 있다.

습관이 생기다

도파민 분비를 유발하는 활동을 학습하면 반복할 수 있으며, 그 행동으로 얻은 쾌감이 '활동 고리'를 강화한다. 활동을 많이 수행할수록 뇌의 새로운 신경 경로에 더 깊이 새겨져, 결국에는 걷기나 운전 같은 학습된 기술처럼 즐거운 활동도 무의식적으로 수행할 수 있다. 이런 활동은 학습하면 습관이 된다. 다시 말해 쾌감을 유발하는, 학습된 반복적 활동이 되는 것이다.

우리는 DNA의 지시를 받는 핵심적인 인간의 욕구가 생존, 성장, 생식, 양육이라는 점을 기억해야 한다. 이 기본 욕구에 도움이 되는 활동은 아무리 사소하거나 순간적이어도 도파민 분비를 일으켜 뇌에 활동을 실행할 동기를 부여한다. 기본 욕구를 만족시키는 활동 중 일부는 예를 들어 고열량 음식을 먹거나 성행위처럼 누가 봐도 분명한 것들이지만, 대부분은 미묘해서 우리를 욕구에 조금씩 더 가까이 다가가게 할 것이다. 이런 활동에는 헬스장 가기(안전과 성적 매력을 높이려), 음란물을 보거나 데이트 사이트 방문하기(생식), 집에 가구를 비치하거나 실내장식 하기(안전), 자선단체에 돈이나 시간 내기(양육), 요리하기(성장과 생존)가 있으며 심지어 소셜미디어에서 자신의 인기 확인하기(생식과 안전)도 포함된다. 인간이 어떤 식으로 이끌리는지, 즉 인간의 핵심적인 욕구가 무엇인지를 이해하면 왜 많은 산업이 크게 성공하고 우리에게 없어서는 안 될 요소가 되는지를 쉽게 알 수 있다. 보험, 의료, 법, 제약, 피트니스, 방위, 식품, 자선단체, 소셜미디어 등의 산업은 안전, 성장, 생식, 양육에 대한 인간의 욕구에 기대어 번성한다.

도파민 해킹

핵심 욕구와 관련된 활동을 할 때만 도파민이 나오는 것은 아니다. 화학 물질도 도파민 시스템을 해킹할 수 있다. 대부분의 불법 약물이 쾌감을 주는 도파민을 분비시킨다. 마약성 진통제(모르핀, 펜타닐, 트라마돌)와 암페타민(애더럴, 크리스털 메스, 스피드) 그리고 코카인은 이 쾌감 반응을 촉발한다. 우리 뇌가 어떤 약물을 먹었을 때 기분이 좋아지는 관계를 이해하고 나면 습관 고리가 형성될 수 있다. 약물을 중단하면 뇌는 약물이 주는 강한 도파민 신호를 필사적으로 찾으려 하는데, 이 신호를 얻는 유일한 방법은 약물 복용 행동을 반복하는 것이다. 이윽고 이 행동은 습관이 되고 중독으로 이어진다. 불법 약물 산업은 도파민에 자극받아 다음 도파민을 찾으려는 우리의 내적 상태를 토대로 번창한다. 그래서 미국에서만 거래 규모가 연간

4,000억 달러를 넘는다.

합법적으로 약물을 파는 가게

불법 약물만 도파민의 분비를 높이는 것이 아니다. 카페인, 담배, 알코올, 설탕 같은 합법적인 약물도 도파민을 증가시킨다. 당연히 이 품목들도 큰 사업이 된다. 동네 번화가를 걷거나 운전하다 보면 카페, 빵집, 샌드위치 가게, 담배 가게, 술집 등 도파민을 올리는 상품으로 가득한 상점들을 볼 수 있다. 편의점에 가보면 담배(연초 또는 전자담배), 카페인, 알코올, 설탕, 가공식품 등 주로 도파민을 증가시키는 물건들을 판다. 사실상 합법적으로 약물을 파는 가게들이다.

어떤 음식을 먹더라도 쾌감을 주는 도파민이 올라가지만, 고열량 음식은 좋은 기분을 특히 강화한다. 그래서 편의점에는 이런 식품으로 가득하며, 먹었을 때 쾌감이 덜 하고 팔리기 전에 시들 가능성이 높은 자연식품은 없다.

떼쓰는 아이

동네 슈퍼마켓에 가면 어린아이가 계산대 옆에 쌓인 알록달록한 과자를 들고 엄마에게 사달라고 조르는 광경을 본 적이 있을 것이다. 이 시나리오는 두 가지 양상으로 펼쳐진다. 첫 번째는 엄마가 아이 말을 들어주고 아이가 기쁜 마음으로 과자를 집는 시나리오이고, 두 번째는 설탕의 위험을 아는 엄마가 안 된다고 하자 아이가 몇 분이고 소리 지르며 우는 훨씬 더 요란한 시나리오다. 울먹이는 아이의 얼굴을 보면 실망감에 부르르 떨면서 절망적으로 화가 나 있다.

　흔히 볼 수 있는 이런 소동은 왜 일어날까? 아기의 뇌는 결국에 필요할 양보다 두 배 많은 뉴런을 지닌 빈 캔버스라는 사실을 기억하라. 긍정적 활동과 경험은 빠르게 발달하는 회로판에 새겨질 것이다. 긍정적 경험 중 가장 흔한 것이 설탕의 보상이다. 영유아에게 사탕, 쿠키, 초콜릿으로 보상하는 행위는 (서구) 문화에 널리 스며들어 있다. 이렇게 사탕을 주면 아이의 뇌에서 도파민이 분비되고, 쾌감의 근원이 선명한 색의 사탕이라는 것을 빠르게 배운다. 아이에게 사탕을 주는 행위가 반복되면 도파민을 자극해, 쾌감의 원천을 알아내려는 학습과 그 즐거움을 다시 찾는 동기가 아이의 뇌에 더 깊이 각인된다. 아이는 마침내 사탕을 보면 보상을 갈망하기 시작하며, 도파민을 분출시키려 사탕을 먹고 싶어 할 것이다.

습관 고리

　아이가 사탕을 볼 때 겪는 과정은 전형적인 습관 고리다. 일단 습관 고리에 속하는 행위를 학습하고 나면 다음 기전은 뇌의 무의식

부분에서 일어난다.

　이 과정을 시작하려면 뇌가 쾌감의 가능성을 인식해야 한다. 쾌감을 일으키는 자극은 일종의 신호나 방아쇠의 형태로 나타나며, 이는 뇌가 쾌감의 궁극적 원천이라고 학습한 대상을 의미한다. 슈퍼마켓에서 보채던 아이에게는 알록달록한 사탕을 본 것이 신호다. 이 단계가 시작되면 습관 고리가 작동하기 시작한다. 뇌가 쾌감 보상을 갈망하고 기대감에 대한 반응, 즉 보상을 얻기 위한 행동이 따른다. 이 경우에는 사탕의 포장지를 벗겨 사탕을 먹는 행동이다. 보상을 받을 때마다 습관 고리가 깊어진다. 이것이 전형적인 습관 고리이며 무의식적으로 가지고 있는 좋은 습관이나 나쁜 습관에 모두 적용될 수 있다.

　흥미롭게도 도파민은 보상을 받을 때만 분비되는 것이 아니라, 갈망에 따라 행동하기로 '결정'했을 때에도 나온다. 슈퍼마켓에서 우는 아이의 엄마가 항복하고 아이에게 사탕을 주면 아이는 금방 울음을

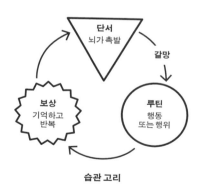

습관 고리

그칠 것이다. (이 경우에는 엄마에 의해) 결정이 이루어졌고 아이는 보상을 손에 넣었다. 아이는 사탕 포장을 벗기기도 전에 기분이 좋다. 보상이 올 것을 기대하면서 기분 좋게 해주는 도파민이 이미 아이의 뇌에 분비되었을 것이기 때문이다.

당신도 현실에서 이런 기분을 느껴보았을 것이다. 보상에 대한 기대감은 보상 자체만큼이나 쾌감을 준다. 케이크 가게 창문으로 맛있어 보이는 케이크를 들여다봤다고 생각해보자(신호). 신호에 따라 행동하기로 결정하고 가게 안으로 들어가 케이크를 사고 자리에 앉는다. 케이크가 테이블에 놓이면 이미 도파민 신호가 나와 당신은 행복하다. 당신은 케이크를 먹는 행동(활동)이 보상을 주리라 기대하기 때문에 서둘러 먹지 않아도 이미 기분이 좋다.

흡연자에게서도 같은 현상을 발견할 수 있다. 그들은 아마 하루 중 특정 시간이나 동료 흡연자를 본 것이 신호가 되어 담배를 피우

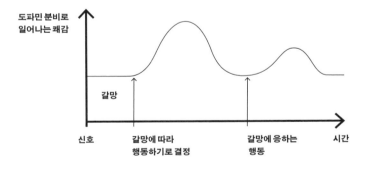

쾌감 타임라인

행동하기로 결정을 내리자마자 뇌에 도파민이 분비되면서 갈망을 해소하는 쾌감을 준다. 보상을 얻기 위한 행동이 일어나면 도파민 분비가 한 번 더 올라간다.

고 싶은 충동을 느끼겠지만, 담배를 피우려고 사무실에서 나가 즉시 불을 붙이지 않는 사람이 많다. 손에 담배를 가지고 놀거나 불을 붙이지 않은 채 잠시 입에 물고 있거나 귀 뒤에 꽂기도 한다. 이 모든 행동의 이유는 곧 담배를 피울 것이라는 기대감에 도파민이 분비되면서 이미 좋은 기분을 느끼고 있어서다. 사람들을 만나러 나가서 바 테이블에 놓인 포도주 한 잔이나 맥주 한 잔을 손에 잡으면 술을 마시기도 전에 이미 기분이 좋아졌던 경험이 있을 것이다.

주사위를 굴리다

도파민이 나올 것이라는 '기대감'은 도박꾼이 도박하는 이유이기도 하다. 그들은 카지노 테이블에 돈을 걸거나 슬롯머신 레버를 당기면 돈을 딸 거라는 기대감에 도파민이 분비되어 이미 기분이 좋다. 데이트 앱에서 프로필을 넘겨보거나 자신의 인스타그램 페이지를 스크롤하는 행위도 마찬가지다. 그들은 기분이 좋아질 무언가를 기대하고 있으며 이 보상의 가능성만으로도 도파민이 분비된다.

각각의 습관은 삶에서 작은 행동에 해당하며, 어떤 행동은 하기로 하고 어떤 행동은 안 하기로 하는 결정이다. 습관은 개별적으로는 작지만, 습관에 소비하는 시간의 양을 합하면 우리가 하는 모든 행동의 45퍼센트를 차지한다. 주변 환경(신호)에 반응하여 수행하는 이 행동들은 의식적 뇌가 관여하지 않아도 현재 정체성의 큰 부분을 차지한다.

이 설명을 반복해보자. 왜냐하면 습관이 우리 삶의 방향을 잡는 데 얼마나 큰 영향을 미치는지 이해하는 데 중요하며, 행복과 건강에 장기적인 영향을 미칠 수 있기 때문이다.

습관은 일상 활동의 45퍼센트를 차지한다.
습관은 우리 정체성의 큰 부분을 형성한다.

좋은 습관, 나쁜 습관

우리가 배우는 어떤 기술과 마찬가지로 습관도 반복으로 형성된다. 습관을 반복할수록 더 깊이 새겨지고 결국에는 무의식적 행동이 되어 생각하는 뇌가 관여할 필요가 없어진다. 만약 당신의 습관이 건강하고 몸에 이롭다면 좋은 일이다. 매일 아침 침대에서 뛰쳐나와 운동화를 신고 5킬로미터를 뛰러 나가면서 갈까 말까 하는 생각조차 떠오르지 않게 할 수 있다고 상상해보자. 이 습관은 당신의 일부가 되며 정체성의 한 부분이 된다. 하지만 우리는 나쁜 습관에 빠지기가 더 쉽다. 우리에게 도파민 반응이 필요하다는 사실을 알아챈 사업체들이 우리 주변을 둘러싸고 있기 때문이다. 초가공 식품, 알코올, 담배, 소셜미디어 등의 회사들이 관심을 갖는 것은 사람들이 그들의 제품에 빠져들도록 만드는 것이다. 습관 때문에 당신이 정말 되고 싶은 모습, 즉 마음속의 이상적인 모습에서 멀어지게 된다면(9장에서 이 내용을 더 자세히 다룸) 그 습관은 당신의 행복과 건강에 악영향을 미칠 것이다. 하지만 습관이 어떻게 형성되는지 제대로 이해하기 시작하면 습관을 고칠 가능성이 더 높아진다. 첫 번째 단계는 습관이 무엇인지 확인하고 그 습관을 유발하는 방아쇠를 찾는 것이다.

좋은 습관에는 규칙적으로 운동하기, 잠자기 전에 하는 좋은 루틴과 편안한 수면, 자주 독서 하기, 재정 상태를 잘 파악하고 관리하기, 자주 요리하기, 건강한 음식 먹기, 사람들과 좋은 관계 유지하기, 친구나 가족과 꾸준히 연락하기 등이 있다. 이런 규칙적인 활동도 삶의 일부가 되면 정체성의 한 부분이 된다. 그러면 삶과 자기 모습을 긍정적으로 바라보게 될 것이다. 한편 건강에 좋지 않은 습관도 있다. 운동 안 하기(운동하지 않는 것이 기본값이 되어서는 안 된다), 늦게 잠들고 늦게 일어나고 다음날 종일 피곤해하는 일, 요리를 거의 하지 않고 간편식과 배달 음식에 의존하기, 저녁에 아무 생각 없이 간식 먹기, 소셜미디어나 TV 시청에 너무 많은 시간 보내기 등이다. 또는 알코올, 가공식품과 단 음식, 약물, 소셜미디어 또는 음란물에 중독되었을 수도 있다. 이런 습관도 일상적으로 행해지면 당신의 정체성이 된다. 그 순간의 진정한 당신 모습이다.

우리는 어떤 경우에 의식할까?

많은 사람이 도시 거리를 걷고 있다고 상상해보자. 이들 중 대부분은 자동 조종 장치로 움직인다. 그들은 자신이 어디로 가고 있는지 알고 있으며 걷기라는 복잡한 작업을 이미 터득한 상태다. 군중 사이로 걸어가는 동안 생각하거나 걱정하거나 꿈을 꿀 수도 있지만, 이것이 행동에 영향을 미치지 않는다. 예기치 않은 일이 발생할 때만 군중이 '깨어난다'. 심각한 교통사고처럼 나쁜 일이나 광대 옷을 입은 사람이 길을 막는 경우처럼 웃긴 일이 생길 때 그렇다. 그제야 사람들은 습관 모드에서 의식 모드로 전환된다. 의식적 뇌는 이전 경험을 고려하여 최선의 조치를 예측하려 노력하며, '설명되지 않은 상황'을 최선을 다해 해석하고 해결하려 한다.

뇌가 자동화된 과정을 방해하는 또 다른 이유는 '내면의 갈등'을 해결해야 하기 때문이다. 나는 종종 병원 편의점에 있는 샌드위치 판매대에 오랫동안 서 있곤 한다. 그러는 동안 나의 의식적 뇌는 각 샌드위치가 어떤 맛이 나고 어떤 느낌을 줄지, 내게 얼마나 맛있거나 맛없을지를 계산한다. 이런 상황에서 의식적 뇌는 신경으로 이루어진 의회처럼 작용한다. 참치, 달걀, 햄샐러드, 팔라펠을 보며 결론에 이를 때까지 여러 시나리오에 찬반 투표를 한다. 때로는 이런 작은 결정이 하루 중 가장 힘들다!

미래의 당신

이번 장에서는 정체성, 즉 진정한 자신의 모습이 끊임없이 변화하고 있다는 사실을 배웠다. 정체성은 삶에서 겪은 경험과 지식에 따라 달라진다. 삶의 방식은 사는 동안 들인 습관으로 만들어지며, 우리에게는 이로운 습관과 해로운 습관이 있다. 그러나 뇌가 얼마나 유연한지를 이해하면 우리가 고착되어 있지 않다는 사실을 깨닫고 이 점을 유리하게 사용할 수 있다!

다음 장에서는 습관을 변화시키는 첫 번째 단계가 습관을 알아차리는 일임을 배울 것이다. 습관적 행위를 시작하는 방아쇠나 신호는 무엇인가? 장소나 물건, 아니면 하루 중 어떤 시간 혹은 어떤 사람인가? 그 습관이 한번 촉발되면 당신은 어떤 행동을 하게 되는가? 이제 당신은 좋은 습관을 더 분명하고 실행하기 쉽게 만들어 그 습관을 기르는 방법을 배울 것이다. 이 방법을 배우고 나면 우리는 천천히 한 번에 한 단계씩 삶의 방식과 정체성을 바꿀 수 있다.

마지막으로 알아둘 중요한 점은 이 변화가 내면에서 나와야 한다는 것이다. 이는 널리 인용되는 상투적인 문구지만 습관을 성공적으로 변화시키는 데 매우 중요하다. 이 책을 읽으면서 당신은 이미 세상에 대한 이해를 변화시킨 무언가를 배웠을지도 모른다. 바라건대 어떤 다양한 식품이 건강과 체중에 영향을 미치는지를 알고, 어떻게 특정한 음식 신호가 체중 증가를 자극할 수 있는지를 충분히 이해하고, 어떻게 뇌의 습관이 정체성을 만드는지를 깨달았기를 바란다. 이 지식은 이미 당신의 정체성을 변화시켰다. 지금 당신은 이 책을 읽기 시작했을 때와는 다른 사람이다. 이제 습관을 한층 더 쉽게 바꿀 수 있을 것이다.

8장 | 주변 환경 인식하기

환경은 어떻게
우리의 정체성을 만들까?

영국에서 실시한 코로나19 봉쇄 조치의 즉각적인 결과는 아주 놀라웠다. 정부는 의료 전문가들의 조언을 받아 수개월 동안 인구 대부분을 거의 가택연금 상태로 만들었다. 당시에 집에서 나올 수 있는 유일한 방법은 마스크를 쓰고 손에 알코올 젤을 듬뿍 바르고 슈퍼마켓을 방문하는 일 정도였다. 개인적으로 나는 이 시기에 동네 마트의 채소 판매 통로에서 '깨달음'을 얻었다. 시간이 많지 않아 바빴지만 그날은 목요일이었고 저녁 8시가 되자 갑자기 모두가 하던 일을 멈추고 간호사들을 위해 손뼉을 치기 시작했다. 나는 깜짝 놀랐다. 아이스버그 상추와 리틀젬 상추를 들고 뇌의 신경 의회가 둘 중 무엇으로 고를지 토론하고 있던 그때 그들의 행위에 동참하지 않을 수 없었다. 사실 나는 사람들의 시선을 받고 있었다. 문제는 모두가 손뼉을 치기 시작하자 그중 누구도 제일 먼저 멈추길 원하지 않았다는 것이다. 다들 서로를 판단하듯 쳐다보고 자신도 판단받고 있다고 느꼈다. 마치 좀비 영화의 한 장면 같았다. 나는 저 멀리 냄비 판매 통로에서 냄비를 쨍그랑 두드리는 소리도 들은 것 같다. 10분 정도 지나자, 새로 결성된 우리 부족은 손이 얼얼해진 후에야 박수를 멈추고 재빨리 흩어져 저마다 다시 장을 보기 시작했다. 행위를 변화시키는 미디어와 정부의 힘이 인상적이었다.

봉쇄 조치가 끝나고 런던 거리에 다시 사람들이 많아지기 시작한 후 그들에게 생긴 변화를 알아차렸던 기억이 난다. 지하철로 이동하는 사람들을 관찰했는데 걱정스럽게도 그들 중 상당수가 갇혀 지내는 동안 확실히 체중이 많이 늘어 있었다. 봉쇄 조치 이전에는 그렇게 많은 사람이 체중으로 고생하는 것을 본 기억이 없다. 지하철역 바깥에서 "너무 배고파요"라는 표지판을 옆에 두고 감자튀김을 게걸스럽게 먹으며 구걸하는 사람이 있었는데 그 사람조차도 과체중이었다. 나이키 상점을 지나면서는 평범한 마네킹이 아니라 특별히 제작한 큰 사이즈의 스포츠웨어를 입은 비만한 마네킹으로 바뀐 것을 보았다. 근처에 있는 벽돌 담벼락에는 그래피티 아티스트가 "고마워요 NHS(국민건강서비스)"라는 문구를 그려놓았다. 딜리버루Deliveroo 배달 기사도 엄청나게 많아졌다. 봉쇄 조치 전에는 가끔 보였는데 이제는 어디에나 있다. 트레이드마크인 밝은 청록색 유니폼을 입은 한 무리의 딜리버루 배달 기사가 자전거나 오토바이를 타고 패스트푸드 체인점 밖에 모여서는, 오렌지색의 저스트잇Just Eat 배달 기사 무리가 중독성 있는 음식을 싣고 길을 건너는 모습을 경계하듯 쳐다보고 있었다. 적어도 허리둘레에서만큼은 좋지 않은 방향으로 세상이 변했다.

팬데믹은 사람들의 생활 방식에 광범위한 영향을 미쳤다. 사람들이 사는 공간과 그들이 교류하는 사람들을 변화시켰다. 팬데믹은 억지로 이런 변화를 일으켜 사람들의 많은 습관을 바꿔놓았다. (금지되었던) 헬스장에 다니는 것과 같은 좋은 습관은 집에 머무르며 정크푸드를 먹는 나쁜 습관으로 대체되었다. 요리를 더 자주 하는 사람이 늘어났지만, 대부분은 여전히 간편식과 가공식품에 의존했다. 위안을 얻거나 지루함을 달래려 음식을 먹는 사람이 많아졌다. 사람들은 스마트폰 버튼을 눌러 음식을 주문하면 바로 문 앞까지 배달되는 편리함에 익숙해졌다. 봉쇄 조치로 이런 건강하지 않은 식생활과 생활 습관이 생겨났다. 그리고 이제 우리는 일단 습관이 들면 바꾸기 어려우며 습관이 행동을 변화시켜 장기적인 건강에 영향을 미칠 수 있음을 알고 있다.

내 환자 중 상당수가 봉쇄 조치를 체중 증가의 원인으로 지적하는데 아무리 노력해도 한번 늘어난 체중을 줄이기는 어렵다. 영국 사람의 40퍼센트 정도가 이 기간에 체중 조절을 하지 못해 5~10kg 정도 늘어났다. 봉쇄 조치의 결과로 사람들은 더 살찌고 덜 건강해지고 더 불행해졌다.

온통 우울한 소식인 듯해도 한 줄기 희망은 있다. 이 현상은 습관이 환경에 의해 형성된다는 것을 확인해준다. 그러니 같은 논리로 우리가 주변 환경을 변화시킬 수 있다면 우리의 습관과 건강도 변화시킬 수 있다는 뜻이기도 하다.

대기업이 식습관을 통제하는 법

식품 환경이 무엇인지 알고, 그것이 어떻게 우리의 습관과 그에 따른 우리의 모습을 형성하는지 이해한다면, 우리가 원하는 모습에 맞게 습관을 바꾸는 데 훨씬 유리할 것이다. 도파민 보상 경로와 뇌의 습관, 그리고 식품 산업이 어떻게 상호작용하는지 정리해보자.

식품 산업의 우선순위

첫 번째로 기억할 점은 슈퍼마켓, 가공식품 제조사, 패스트푸드점 (즉 식품 산업)에 두 가지 공통점이 있다는 사실이다. 그들은 이윤이 높은 상품을 더 많이 팔고 싶어 하며 계속해서 재구매해주기를 원한다. 식품 회사들이 우리를 살찌게 하거나 건강하지 않게 만드는 것을 목표로 삼지는 않지만, 안타깝게도 식품 회사에 가장 많은 수익을 가져다주고 잘 팔릴 가능성이 더 높은 식품일수록 인체 대사에 그런 부정적인 영향을 미친다. 가공식품은 설탕, 밀가루, 식물성 유지 같은 저렴한 재료로 만들어지고 신선 식품과 달리 빨리 상하지 않아 더 큰 이윤이 남는다.

뇌의 우선순위

두 번째로는 우리 뇌가 일하는 방식을 기억해야 한다. 뇌는 핵심 욕구를 충족시킬 가장 좋은 방법에 대한 신호를 주변 환경에서 끊임없이 찾고 있다. 앞장에서 배웠듯 음식을 먹는 행위는 기본 욕구 중 많은 부분을 충족시킨다. 어떤 종류의 음식을 먹더라도 어느 정도 도파민을 자극하며 쾌감을 준다. 더 배고플수록 더 큰 쾌감으로 보상받는다. 설탕과 기름을 더 많이 함유한 식품은 완벽한 마우스필로 자연식품보다 더 많은 도파민이 분비되게 자극한다는 사실도 배웠다. 그래서 음식을 먹을 때의 쾌감에 관한 한 초가공 식품이 신선 식품보다 유리한 위치에 있다. 배고플 때 사과와 스니커즈 바 중에서 선택해야 한다면 대개 승자는 정해져 있다. 식품 회사는 우리 뇌가 그들의 제품을 쾌감과 연관짓게 만들며, 사람들이 자신들의 식품을 더 많이 먹길 원한다.

어떤 종류의 음식이 어떤 쾌감을 주는지를 뇌가 학습하면 뇌는 그 음식과 관련된 단서, 즉 방아쇠를 우리 주변에서 찾는다는 사실을 기억하라. 우리는 그 신호를 보면 음식이 줄 쾌감을 갈망하기 시작한다. 내면적으로 우리는 이 단서를 볼 때 마치 슈퍼마켓에서 알록달록 반짝이는 사탕 포장지를 보고 소리 지르던 아이와 같아진다. 식품업계는 우리의 미성숙한 음식 갈망을 잘 알고 있으며 가능한 한 그 갈망을 유발하려 할 것이다.

> **하나 사면 하나는 공짜**
>
> 슈퍼마켓이 우리를 어떤 제품에 중독시키기 위해 사용하는 방법 중 하나는 한 개 가격에 두 개를 주는 행사다. 식품 회사들은 이 행사가 향후 매출에 영향을 미치지 않는다고 계산했다. 다시 말해서 당신이 이번 주에 행사를 이용하더라도 다음 주에 덜 사지 않는다는 말이다.

이런 상품을 더 많이 구매할수록 더 많이 소비하게 되어 제품-보상 연관성이 더 확고해진다. 일단 무의식적 뇌가 제품-보상 연관성을 학습하고 나면, 제품 자체를 보거나 떠올리게 하는 무언가를 접했을 때 그 제품을 갈망하기 시작한다. 음식을 먹을 것이라는 기대감에 도파민이 분비되고, 우리는 갈망에 따라 행동하고 싶을 것이다.

식품 광고 ─당신 안의 소리 지르는 아이를 깨우다

세상은 온통 초가공 식품 광고로 가득하다. 광고들은 우리의 무의식적 뇌에 작용해서 우리가 먹는 음식과 생활 방식을 변화시킨다. 다시 우리는 슈퍼마켓에서 소리 지르던 아이가 된 기분이 들며 음식 쾌감의 줄기찬 유혹에 매번 항복한다. 식품 회사들은 초가공 식품 광고가 매출을 늘리는 훌륭한 방법임을 알고 있다. 2016년 한 해에만 미국 내 2만 개의 식품, 음료, 외식 기업이 광고에 소비한 돈은 130억 달러 이상이다. 어린이들은 소셜미디어에 나오는 광고를 제외하고도 식품 광고를 1년에 4,000편 이상 본다.

제조사들은 다채로운 로고를 신호로 사용하여 자신들의 제품을 생각하고 갈망하게 만든다. 식품 회사의 로고에는 흔히 빨간색과 노란색이 사용된다. 빨간색은 위험과 관련이 있어서 우리의 주의를 끌고(도로에 있는 빨간색 정지 표지판을 생각해보라), 밝고 경쾌한 노란색은 행복감을 준다. 빨간색 또는 노란색은 맥도날드, KFC, 코카콜라, 웬디스, 피자헛, 도미노피자, 버거킹의 로고에 쓰여 시선을 사로잡는다.

패스트푸드 기업들은 많은 사람이 자기들 제품을 먹으면 비만을 일으키고 건강을 해친다고 걱정한다는 사실을 깨닫고, 고객을 끌어들일 건강한 제품을 몇 가지 내놓아 부정적 인식을 제거하려고 노력한다. 하지만 일단 고객이 유입되고 나면 건강한 제품과 더 맛있는 초가공 식품의 대결에서 대개 한 쪽이 이긴다. 슈퍼마켓도 마찬가지다. 대개 선명한 색상의 신선한 과일과 채소 사진, 건강해 보이는 사람이 그 제품을 사고 있는 사진 등이 붙어 있을 것이다. 우리는 신선한 식품을 원하고 건강해지고 싶지만, 일단 매장에 들어서면 인공적으로 맛을 낸 초가공 식품의 포장지, 캔이나 병을 싸고 있는 화려한 포장과 거기에 쓰인 건강 강조 문구가 쉴 새 없이 눈에 들어온다. 과일과 채소 판매대에서 장보기를 마치고 나면 우리의 아기 같은 뇌가 주도권을 넘겨받는다. 기분이 좋아지게 하는 식품을 지나치기가 어렵다. 저항하려 하면 갈망이 내적 분노, 불만과 공허함으로 변할 것이다.

집에서도 TV 광고부터 소셜미디어 광고에 이르기까지 초가공 식품 광고가 계속된다. 생생하고 풍미 가득한 버거의 훌륭하고 깨끗한 사진이 우리를 유혹한다. 버거를 먹으면 어떤 기분일지 상상하게 만들어 다시 갈망을 불러일으킨다. 소셜미디어에서 건강한 식습관에 관한 아이디어를 스크롤하다 보면 갑자기 패스트푸드 광고가 튀어나와 관심을 유도한다.

식품 회사들은 올림픽이나 월드컵처럼 유명한 스포츠 행사조차도 우리를 유인할 기회로 활용해왔다. 패스트푸드와 청량음료 회사들이 선두에 나서 행사를 후원한다. 그들은 브랜드 정체성의 하나로, 자사의 제품이 건강하고 튼튼한 사람들과 연관되기를 바란다. 탄탄한 몸에 건강하고 아름다운 사람들이 콜라를 마시는 모습이 나오지 않는 코카콜라 광고를 본 적 있는가? 그러나 실제로는 설탕이 들어간 달콤한 음료에 완전히 빠져 광고 속 사람들과 정반대의 모습으로 변해버린다. 유명 스포츠 스타들은 초가공 식품 홍보를 도와주고 거액을 받는다. 직접 돈을 받지 않더라도 후원 상품이나 로고가 가까이에 노출되는 경우가 많다.

"물을 마셔라!"

유로 2020 축구 토너먼트에서 간접 광고에 차질이 생긴 재미있는 일화가 있다. 놀라운 정도로 몸이 탄탄하고 건강해 보이는 크리스티아누 호날두가 헝가리와의 개막전을 앞두고 기자회견장에 앉았다. 그는 옆에 놓인 코카콜라 두 병을 보고는 괴로워하는 모습이 역력했다. 건강한 생활 방식을 추구하는 호날두는 코카콜라를 지지하고 싶지 않아 생중계 상황에서 코카콜라를 치운 뒤 생수 병을 손에 들고 포르투갈어로 물을 뜻하는 "아구아!"라고 말하며 기자들에게 인사했다. 이 강렬한 문구는 빠르게 퍼지면서 그날 오후 코카콜라 가치는 40억 달러 하락했다.

정상급 스포츠 스타와 유명인이 가공식품보다는 건강한 음식을 선택하는 모습을 더 자주 보여준다면 어떤 긍정적 영향이 있을지 상상해보라.

버튼 하나만 누르면

갈망하는 음식을 쉽게 얻을 수 있다면 당신은 보상을 위한 행동에 나설 가능성이 높다. 만약 당신이 시골에 살면서 TV에 나오는 패스트푸드 광고를 본다면, 읍내까지 한 시간이나 운전해가면서까지 갈망에 따라 행동하기는 쉽지 않다. 하지만 보상이 말 그대로 손 닿는 곳에 있고 적은 노력으로도 얻을 수 있다면 갈망에 따라 행동할 가능성이 훨씬 더 높다. 그래서 딜리버루나 저스트잇 같은 음식 배달 업체는 인기 있는 가족 TV 프로그램이나 스포츠 이벤트를 후원한다. 광고 시간이 되면 스마트폰을 집어 들어 주문하도록 유혹하는 것이다. 최소의 노력으로 최고의 도파민 보상이라니, 생각할 필요도 없이 행동에 옮기기 마련이다.

식품의 핸디캡 경주

주요 광고 지원을 받는 식품은 우리의 관심과 소비를 두고 벌이는 경주에서 대단히 유리하다. 우리의 식품 선택을 경마라고 상상해보자. 일반적으로 핸디캡 경주에서는 빠른 말에게 무거운 중량을 지게 하고 느린 말에게는 가벼운 무게를 부여한다. 이런 식으로 핸디캡을 맞추면 박진감 넘치는 경주가 되고, 어떤 말이든 이길 가능성이 있다. 그러나 빠른 말이 최소의 무게를 지고 느린 말이 무거운 짐을 진다면 어떻게 될까? 느린 말이 우승할 가능성은 전혀 없을 것이다.

어떤 면에서 우리의 식품 환경은 역으로 된 핸디캡 경주와 비슷하다. 빠른 말에 해당하는 초가공 식품은 뇌에 쾌감을 준다는 점에서 자연식품보다 유리하다. 우리는 사과가 스니커즈 바보다 건강한 음식임을 알면서도 스니커즈를 더 먹고 싶어 한다. 따라서 초가공 식품이 신선 식품보다 태생적으로 그리고 부자연스럽게 유리하다. 게다가 우리는 초가공 식품의 로고, 광고, 후원에 둘러싸여 있다. 이런 현실 때문에 우리의 관심을 얻는 일에 관한 한 초가공 식품이 신선 식품보다 한층 더 유리한 위치에 있다. 식품 결정을 두고 벌어지는 경주에서는 단 한 쪽만 승리할 수 있다.

식품 환경에 대해 이 사실을 기억하라. 우리의 관심을 끌고 식품 회사의 이익을 높이려는 승부 조작에 우리 뇌는 끊임없이 놀아나고 있으며 그 과정에서 우리의 건강은 나빠지고 허리둘레는 늘어난다. 자연식품 광고를 언제 마지막으로 보았는지 기억나는가? 그런 광고는 거의 존재하지 않는다. 오래전에 런던에서 버스 옆면에 붙은 바나나 광고를 본 기억이 난다. 그때 너무 놀라워서 사진까지 찍었다.

가공식품과 패스트푸드의 가면을 벗기다

초가공 식품의 광고, 로고, 후원이 존재하지 않는 다른 세상을 상상해보자. 식용 색소와 향미료가 인체 건강에 위험하다고 여겨져 마침내 금지되었다. 슈퍼마켓에 들어가면 초가공 식품이 밝은 색상의 포장지나 건강 강조 문구가 붙지 않은 회색 상자와 깡통에 담겨 있다. 단조로운 포장에서 알 수 있는 정보는 함유된 성분이 적힌 긴 목록밖에 없다. 가공식품보다는 신선한 자연식품을 홍보하는 밝은 광고들이 환경을 지배한다. "항염증 및 항산화 파이토케미컬 함유", "장수에 도움", "암 발병 위험을 줄임" 등 사실 그대로의 건강 강조 문구가 적혀 있다. 맥도날드, 버거킹, KFC 매장의 창문에 붙어있던 초가공 식품의 밝은 포스터는 잿빛 포스터로 바뀌어 있다. 이곳 음식에는 색소나 향미료가 첨가되지 않아 잿빛을 띠고 느끼하면서 인공적인 맛이 난다. 소셜미디어를 스크롤하면 맛있는 자연 음식 요리법에 대한 팁으로 넘쳐나고, 신선 식품용 배달 앱에서 버튼만 누르면 맛있는 천연 재료를 한 상자 받아볼 수 있다.

이런 세상이 존재한다면 어떨지 상상해보라. 당신의 식품 선택 그리고 더 폭넓은 인구의 식품 선택은 엄청나게 달라질 것이다. 초가공 식품은 상품을 광고하고 뇌 생물학을 해킹해서 얻는 불공평한 혜택을 더 이상 누리지 못할 것이다. 환경은 우리에게 강력한 영향을 미치지만 우리가 현재의 식품 환경을 있는 그대로 본다면, 다시 말해 우리 건강을 해치면서 갈망을 일으키도록 설계된 순전히 상업적인 구조임을 직시한다면, 우리는 이미 전쟁에서 이기기 시작했다.

3부

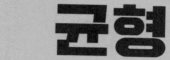

균형

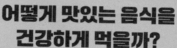

어떻게 맛있는 음식을
건강하게 먹을까?

HOW TO EAT

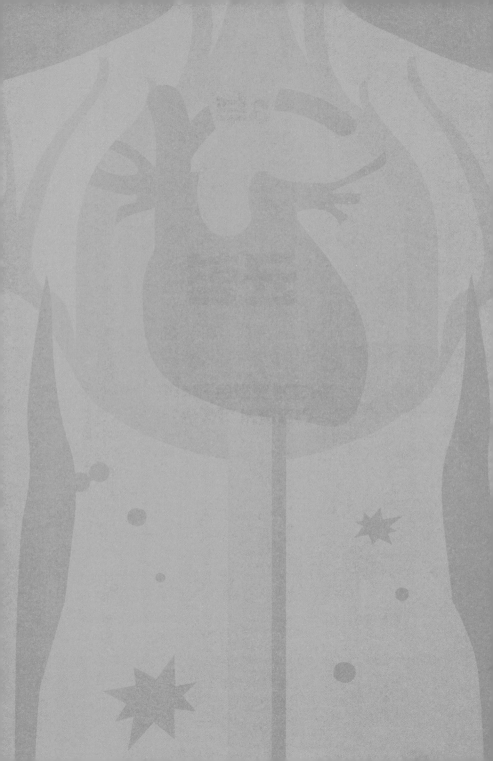

9장 │ 변화와 조절

좋은 습관 vs. 나쁜 습관

"챔피언은 체육관에서가 아니라 열망, 꿈, 비전처럼 내면 깊은 곳에서 만들어진다."

무하마드 알리

글래스고로 가는 길, M1 고속도로, 2022년 9월

열여덟 살 딸과 나는 최근에 가장 먼 거리를 운전해 갔다. 딸이 글래스고 대학교 경제학과에서 입학 허가를 받은 터라 딸의 짐을 모두 싣고 가려면 기차나 비행기보다는 자동차로 가야 했다. 구글은 런던에서 출발하면 7시간이 걸릴 것이라고 알려주었다. 효율적으로 움직이기 위해 오전 7시에 출발하기로 했다.

당시는 국가 애도 기간이었다. 국민에게 사랑받던 엘리자베스 2세 여왕이 그 주 초에 서거했기 때문이다. 라디오는 물론 대중음악 방송국까지도 느리고 슬픈 음악을 내보내고 있었다. 세상이 바뀐 듯 모든 것이 낯설게 느껴졌고 우리는 생기 없는 마을과 도시를 빠르게 달려 잉글랜드 중심부를 통과했다. 우리는 갑자기 새 국왕을 맞이했고 그조차도 슬퍼했다.

몇 번 차를 세우기로 한 장소 중 첫 번째 목적지에 다가가고 있었다. 우리는 식욕에 관한 이야기를 나눴는데 늦은 아침이었고 둘 다 정말 배가 고프다고 판단했다. 문제는 무엇을 먹을 것인가였다. 도로의 큰 표지판에는 가장 가까운 휴게소가 15마일(24킬로미터) 남았다고 쓰여 있었다. 표지판에는 익숙한 황금색 아치 모양의 상표가 뚜렷하고 밝게 보였다. 영리한 광고 담당자가 나의 모호한 상실감과 배고픔을 노리고 기가 막힌 장소에 매복시켜놓은 광고판이었다.

"아침으로 맥도날드를 먹을까 생각 중이야." 내가 말했다.

"아빠, 아빠는 맥도날드 드시면 안 돼요. 사람들에게 모범을 보이려면 건강하게 드셔야죠." 딸이 농담삼아 말했다.

"하지만 저 표지판은 내게 신호였어. 지금은 저 아침 식사를 정말 먹고 싶어. 진짜로 맥머핀이랑 커피 맛이 나는 것 같다고. 먹어야 해. 내가 갈망의 파도를 타면 아마 갈망이 사라질 거야."

딸이 나를 곁눈질하며 말했다. "아빠, 그 갈망은 온종일 사라지지 않을 거예요."

"그럼 건강에 해로운 아침 식사 대신 건강에 좋으면서도 보상을 주는 식사로 바꾸면 어떨까? 그렇게 장기적으로 행동을 변화시키는 거야. 이게 바로 내가 다음 책에 쓰려고 연구하고 있는 내용이야."

딸이 인스타그램 게시물을 보다가 고개를 들고는 눈동자를 굴렸다. "좋아요, 그런데 뭘로 바꿔요?" 이렇게 말하며 크게 웃었다.

여전히 답을 찾지 못한 채 질문이 머릿속을 맴돌다가 10분이 지났고 우리는 아무 생각 없이 맥도날드 아침 메뉴를 먹었다.

나는 뭘 먹을지 생각하지 않고 있다가 쌍둥이 아치 표지판을 보았다. 그때 나는 광고 담당자의 드럼 박자에 조종당하는 로봇 같았다. 단서(쌍둥이 아치 모양), 보상(맛있으면서 쾌감을 주도록 만들어진 음식), 행동(차를 세우고 판매대로 걸어감). 모두 너무나 쉬웠다.

그러나 우리는 나쁜 음식을 먹고 건강에 해로운 행동을 하려는 갈망과 방아쇠를 극복하기 위해 어떻게 식습관을 바꿀 것인가? 어떻게 하면 보상 고리에서 벗어나 행동을 변화시킬 수 있을까?

나는 새로운 생활 방식으로 현명하게 살아가는 내 친구 사머와 이 문제에 관해 의논하기로 마음먹었다. 내가 근무하는 병원에서 아랍어 통역사로 일하는 사머는 수술이나 약물 없이 체중을 50kg 감량하고 감량한 체중을 10년 동안 유지했다. 나는 그날 저녁에 비행기로 아랍에미리트에 갈 예정이어서 그곳에서 사머를 만나기로 했다.

아랍에미리트, 알아인 낙타 시장, 2022년 9월

우리는 룹알할리 사막으로 알려진 광활한 엠프티 쿼터Empty Quarter에 인접한 알아인 외곽의 낙타 시장에서 만났다. 두바이에서 알아인의 오아시스 마을까지 사막 도로를 운전해보면 아랍 문화에서 낙타가 얼마나 중요한지 이해할 수 있다. 길을 따라가면 낙타 병원과 낙타 경주 트랙을 지난다. 룹알할리는 길이 1,000킬로미터에 폭 500킬로미터이며 여름 기온이 50℃까지 올라간다. 산업화 시대 이전에 인간이 그런 열악한 장소를 통과하려면 낙타의 도움이 있어야만 가능했다. 낙타는 독특한 신진대사 능력을 갖춰 물 없이 15일 동안 생존할 수 있다. 낙타 혹에 든 지방이 에너지로 사용되고 이 반응에서 나온 부산물(물)이 생존을 돕기 때문이다. 낙타는 자기 몸에 지닌 지방으로 물을 만든다.

어느 때보다 뜨거운 날이었다. 시장의 낙타들은 주인이 설치한 다양한 울타리 안에 있었다. 사머는 육즙이 풍부한 고기와 건강에 좋은 젖으로 상을 받은 어두운 색의 아랍에미리트 히자미 낙타와 날렵하게 생긴 경주용 낙타, 아름다운 사우디아라비아 낙타, 예멘 낙타를 가리키며 500파운드(약 90만 원) 정도면 한 마리를 구매할 수 있다고 내게 말했다. 나는 사막 목장을 사서 이 아름다운 동물 무리를 키우면 어떨까 하는 상상을 잠깐 했다.

우리는 글래스고로 가는 중에 겪은 '패스트푸드' 경험과 이런 갈망에 잘 대처할 방법에 대해 이야기하고 있었다. "있잖아요, 앤드루 선생님. 그건 의지력에 대한 것이 아니라 진정한 자신에 대한 거예요." 사머는 한 무리의 히자미 낙타를 가리키며 말했다. "선생님은 이 낙타들이 빠르게 달릴 수 있다고 기대하진 않을 거예요." 그런 다음에는 경주용 낙타들이 있는 울타리를 가리키며 말했다. "이 낙타들이 맛있을 거라고 기대하진 않겠죠. 어떤 사람이 건강한 삶을 살기로 마음먹었더라도 내심 현재의 삶을 원망하고 지난 삶을 그리워한다면 결심을 지키기 어려울 거예요. 자신이 아닌 사람이 되려고 애쓰는 일이기 때문이죠. 하지만 어떤 사람이 좋은 영양분을 섭취하고 몸을 돌볼 줄 아는 건강한 사람이 '되기로' 마음먹는다면 그는 건강에 해로운 음식에 유혹되지 않을 겁니다. 건강하게 살기 위해 좋은 음식을 찾고 생활을 변화시키겠죠. 하지만 먼저 마음이 변해야 합니다. 그러면 행동하기가 더 쉬워져서 결국에는 마음 상태에 걸맞게 몸도 건강한 모습으로 바뀔 거예요. 마음이 먼저 변하지 않으면 의지력이 약해질 수밖에 없고 나쁜 습관을 다시 시작하겠죠."

사머는 체중 감량 목표에 집중했지만 의지력이 충분히 강하지 못해 반복적으로 실패한 자신의 오랜 경험을 이야기했다. "저는 빠르게 달리려 노력하는 히자미 낙타 같았어요. 그건 진정한 내가 아니었죠. 그리고 난 후 내면에서부터 변화가 이루어져야 한다는 사실을 천천히 알아갔어요. 일단 내면의 변화가 일어나면 다음 일은 모두 쉬워요. 만약 제가 배고픈 상황에서 유일하게 주어진 음식이 패스프푸드 버거라 해도 저는 그 버거를 먹지 않을 거예요." 사머는 나를 돌아보더니 담배 한 개비를 내게 권했다. 흡연은 그에게 유일하게 남은 나쁜 습관이었다. 나는 정중히 거절했다. "그것 보세요, 앤드루 선생님. 선생님은 담배를 피우지 않기 때문에 쉽게 거절할 수 있는 거예요. '흡연자가 아니기' 때문에 담배를 받을 생각도 하지 않았고 절대 유혹에 빠지지 않죠. 만약 선생님이 이제 막 담배를 끊은 사람이었다면 상황이 달랐을 거예요. 내면 깊은 곳에서는 여전히 흡연자이기 때문에 유혹에 빠져 의지력이 시험에 들었겠죠."

어떤 사람이 되고 싶은가

사머는 감량된 체중을 유지하고 더 건강한 몸을 만들려 노력하는 일은 체스 게임과 비슷해서 일거수일투족을 신중히 생각해야 한다고 말했다. 그는 먼저 내면에서 변화가 이루어져야 한다는 사실을 이해함으로써 마침내 체크메이트(체스에서 킹을 잡겠다는 경고를 담은 구호-옮긴이)를 달성해 게임에서 승리했다.

일반적으로 우리는 상황을 변화시키고 싶을 때 원하는 결과에 초점을 맞추는 경향이 있다. 마라톤을 뛰거나 13kg을 감량하고 싶다고 해보자. 우리는 목표, 즉 최종 성과에 초점을 맞춘다. 그러나 이렇게 목표를 우선시하는 마음가짐은 마라톤을 뛰거나 체중을 감량한 미래 시점으로 행복을 미루게 만든다. 우리는 의지력이 필요하고 즐기지 못할 듯한 행동을 통해 목표를 달성하려 노력하게 된다. 목표는 희생을 통해 달성된다.

목표로 하는 특정한 성취에서 벗어나 정체성의 변화로 마음가짐을 바꾸면 목표를 훨씬 더 쉽게 달성할 수 있다. 마라톤을 뛰고 싶다는 목표보다는 우선 마라톤을 달릴 가능성이 있는 사람이 되어야 한다. 주자가 되는 것이다. 이런 관점의 변화가 일어나면 달리는 사람이 진정한 자신이므로 매일 달리기를 하기가 쉽다. 더 자주 이렇게 할수록 행동(또는 습관)과 정체성이 더 일치하게 된다. 마침내 정체성에 맞는 주자의 몸과 체력을 가질 수 있다.

같은 방식으로, 체중을 13kg 감량하겠다는 목표 대신에 이 체중

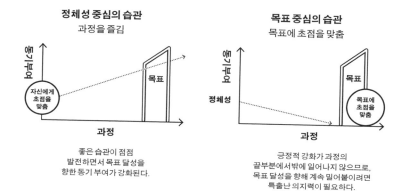

정체성 중심의 습관
과정을 즐김

좋은 습관이 점점
발전하면서 목표 달성을
향한 동기 부여가 강화된다.

목표 중심의 습관
목표에 초점을 맞춤

긍정적 강화가 과정의
끝부분에서밖에 일어나지 않으므로,
목표 달성을 향해 계속 밀어붙이려면
특출난 의지력이 필요하다.

정체성 중심의 습관 vs. 목표 중심의 습관

을 쉽게 감량할 수 있는 사람이 되려 노력하는 일에 집중하라. 음식을 꼭 요리해서 먹으며 간식을 먹지 않고 가공식품을 멀리하는 사람이 되어라. 결국 당신의 목표를 달성할 수 있게 해줄 이 행동들은 더 쉬워진다. 자기 자신이나 가족을 위해 요리할 시간을 찾게 된다. 그것이 자신의 모습이기 때문이다. 특히 나쁜 음식을 갈망하지 않으며 집에서 그런 음식을 먹지 않는다. 자신의 모습이 아니기 때문이다.

목표를 달성하는 데 필요한 정체성에 초점을 맞추면 새로운 습관이 점점 더 강해지면서 과정을 즐기고 여정을 포용할 수 있다.

과정을 더 쉽게 만들기 위해 다음 질문에 답하라.

- 당신은 어떤 결과를 성취하길 원하는가?
- 어떤 사람이 그 결과를 쉽게 성취할 수 있을까?

- 당신의 매일 일과에 적용할 수 있는 작은 변화 다섯 가지를 열거하라.

'정체성'(진정한 자신)보다 '목표'(달성하고 싶은 것)에 초점을 맞추면 '과정'(행동)이 동기 부여와 의지력에 의존하게 된다. 결과를 달성할 수 있는 사람의 정체성을 적극적으로 받아들이면 전체 과정이 더 쉬워지고 즐거워지며 지속할 가능성도 커진다.

새로운 습관을 더 쉽게 만들기

7장에서 우리는 습관 고리에 대해 배웠다. 우리 뇌는 무슨 일을 하면 도파민 보상을 받을 수 있는지 항상 주의를 기울인다. 과정의 시작은 주변 환경이나 특정 장소 또는 시간 등의 단서나 방아쇠다. 뇌는 무엇을 해야 할지 계산하면서 보상을 갈망하기 시작한다. 습관이 충분히 강력하거나 보상을 쉽게 얻을 수 있다면 우리는 보상을 얻기 위해 행동에 나설 것이다.

알다시피 우리는 살아가는 내내 환경, 가족, 친구로부터 습관을 배우게 되는데 좋은 습관이라면 매우 다행스러운 일이다. 그러나 실

단서 ⟶ 갈망 ⟶ 반응 ⟶ 보상

제로는 습관 중 상당수가 우리에게 좋지 않으며 그냥 생긴 것들이다. 습관은 행동의 45퍼센트를 차지하므로 정체성에서 중요한 부분이다. 또 우리는 팬데믹 당시의 봉쇄 조치 기간처럼 환경이 변하면 습관도 변한다는 사실을 안다.

습관이 작용하는 방식과 습관을 변화시키는 방법을 알고 있으면 살아가는 내내 강력한 힘이 될 수 있다. 앞에서 살펴보았듯 가공식품은 몸에 영향을 미치고 뇌의 보상 경로를 장악하며 건강에 해로운 습관을 만든다. 이 지식은 그 자체로 음식에 대한 재인식을 통해 우리 정체성을 변화시킬 수 있다. 이럴 경우 습관 변화는 의지력을 고갈시키는 하기 싫은 일이 아니라 핵심적인 정체성이 진심으로 원하는 일이 된다. 습관을 변화시키면 체중 닻이 더 건강한 장소로 이동하고 우리는 순조롭게 체중을 감량할 것이다. 우리가 시달리는 염증성 질환도 개선될 것이다. 새로운 습관이 새로운 정체성과 보조를 같이할 때 우리는 스스로 더 큰 만족감을 느낄 것이다. 그렇다면 어떻게 해야 습관을 변화시킬 수 있을까?

우선 습관을 일으키는 습관 고리를 식별할 수 있어야 한다. 단서와 그에 대한 반응을 자각하는 일은 아주 중요하다. 아침에 이를 닦는 행동이 습관이라면 양치질을 시작할 단서는 세수할 때 욕실 거울 옆에 놓인 칫솔과 치약일 수 있다. 퇴근 후 집으로 오는 길에 패스트푸드를 먹는 습관이 있다면 식당 앞에 붙은 다채로운 광고나 표지판이 단서가 될 수 있다.

다음 단계는 실천하거나 유지하고 싶은 좋은 습관인지, 변화시키고 싶은 나쁜 습관인지를 판단하는 것이다. 나쁜 습관은 당신이 바라는 정체성에 부합하지 않는다. 어떤 습관을 수행했는데 불행하거나 불편하게 느껴진다면 나쁜 습관일지도 모른다.

7장에서는 어떤 종류의 습관도 우리 뇌가 절대 잊지 못한다는 사실을 배웠다. 습관을 멈추면 시간이 지나며 신경 경로가 덮이고 약해질 수는 있어도 절대 사라지지는 않는다. 나쁜 습관을 극복하는 가장 성공적인 방법은 정체성에 맞는 좋은 습관으로 대체하는 것이다. 이렇게 하려면 나쁜 습관을 눈에 잘 띄지 않게 해야 한다. 즉 단서를 제거해서 보상을 얻기 더 어렵게 만들어야 한다. 퇴근길에 패스트푸드 먹는 습관을 멈추려면 나쁜 습관에 유혹되지 않도록 집에 가는 경로를 바꿀 수도 있다. 아니면 퇴근하기 30분 전에 건강한 간식을 먹으면 퇴근길 시점에 찾아오는 허기를 누그러뜨릴 수 있을 것이다. 만약 나쁜 습관이 저녁에 넷플릭스를 보느라 너무 많은 시간을 허비하는 행동이고 이것을 촉발하는 방아쇠가 퇴근하고 집에 와서 곧바로 텔레비전을 켜는 것이라면, 물리적으로 행동을 실행하기 어렵게 만들 수 있다. 예컨대 안락의자가 TV를 향하지 않도록 가구 배치를 바꾸거나 재설정이 필요하도록 TV와 케이블 박스의 플러그를 뽑거나 리모컨을 다른 방에 둘 수도 있다. 이렇게 하면 퇴근 후 소파에 축 늘어져서 TV를 켜는 과정이 더 어려워질 것이다. 과정에서 '마찰'을 증가시키는 것이다.

나쁜 습관을 좋은 습관으로 대체하고 싶다면 좋은 습관을 더 순조롭고 쉽게 수행할 수 있게 만들어야 한다. 아울러 그 행동을 완수했을 때 보상이 있어야 한다. 그러지 않으면 습관 고리가 활성화되지 않을 것이다. 이를테면 일터에서 집으로 돌아왔을 때 흥미로운 책을 쉽게 집어들 수 있도록 가까운 위치에 둔다. 어쩌면 다양하게 갖춰진 향기로운 허브차가 주방에서 당신을 유혹하고 찻잔이 이미 대기하고 있을지 모른다. 자신에게 보상의 느낌을 주기 위해 소량의 꿀을 추가해도 좋다. 집 환경에 간단한 변화를 줌으로써 정체성에 맞지 않는 습관은 실행하기 더 어려워지고(가구 배치를 바꾸고 TV 플러그를 뽑음) 긍정적 습관은 실행하기에 훨씬 더 확실하고 수월해질 수 있다(책을 읽으면서 맛있는 차를 마심).

확인한 모든 습관 변화에 대해 다음 사항을 고려해야 한다.

	좋은 습관	나쁜 습관
단서	더 분명함, 알아보기 쉬움	보이지 않음, 알아보기 더 어려움
갈망	더 매력적임	덜 매력적임*
반응	달성하기 쉬움	달성하기 더 어려움
보상	더 만족스러움	덜 만족스러움*

* 정체성 변화를 가져올 수 있는 새로운 지식을 갖추면 더 쉽게 바꿀 수 있다.

환경을 개선하여 습관 변화를 이끌 수 있는 예를 더 살펴보자. 당신이 마라톤에 대비해 훈련하고 있는 주자라고 상상해보자. 주간 달리기 시간표를 잘 짜고 각 달리기에 대한 경로를 계획한다. '마찰'을 줄이기 위해 러닝 키트를 깨끗이 준비해서 즉시 갈아입을 수 있도록 침대 옆에 펼쳐두고 운동화를 문 옆에 둔다. 눈에 보이는 이런 단서가 행동 가능성을 높이고 시작을 더 쉽게 만들어준다. 특정 시간에 행동하도록 계획하면(단서) 그 행동을 실천할 가능성이 더 커진다. 또 달리기를 마친 후의 보상을 계획하는 것도 좋다. 돌아와서 먹을 맛있고 건강한 음식과 음료를 준비할 수 있다. 달릴 시간과 경로를 계획해서 단서를 마련했고, 키트를 준비해서 행동 실행의 마찰을 줄였으며, 끝난 후의 보상도 갖췄다.

체중을 13kg 줄이기 위해 식습관을 고치기로 마음먹은 사람은 어떨까? 건강하게 먹는 사람으로 정체성을 가지려 이미 노력하기 시작했다면 가공식품과 설탕의 유혹을 훨씬 덜 느낄 것이다. 사머의 정체성 변화처럼 이 사람의 정체성 변화도 아주 강력해서 이런 종류의 음식에 혐오감이 생겼을 것이다. 하지만 나쁜 습관을 되풀이할 가능성을 크게 줄이려면 건강에 해로운 음식에 대한 단서, 즉 뇌의 쾌락 갈망을 일으킬 수 있는 방아쇠를 제거해야 한다. 집에서 가공식품을 모두 치워버릴 수 있다. 슈퍼마켓에 아예 가지 않거나, 그곳에서 판매하는 맛있고 화려한 현대 식품에 유혹받지 않도록 장보기 경로를 바꿀 수도 있다. 형편이 된다면 재료를 집으로 곧장 배달시켜 요리할 시간을 확보하는 방법도 있다. 포장 음식을 주문하기 어렵게 휴대폰에서 딜리버루, 저스트잇, 우버이츠 앱을 삭제할 수 있다. 자신이 왜 식품 광고의 폭격을 받고 있는지를 이해하고 나면, 이 광고들이 불러일으키려는 기분을 눈치채게 될 것이고 광고 또한 자신이 사는 세상의 일부에 불과하다는 사실을 알게 된다. 결국 광고는 배경 소음에 지나지 않을 것이다.

좋은 습관을 계속할 가능성을 높이기 위해 건강한 채소와 육류, 생선, 유제품을 집에 채워두면 좋다. '배고파서 화날 때' 꺼내 먹을 수 있도록 냉장고에 건강한 간식을 준비해두고 다채로운 색상의 신선한 과일이 담긴 바구니를 눈에 잘 띄게 두어도 좋다. 어떤 음식을 요리하고 어떤 식사를 준비할지 계획할 수 있다. 음식 맛을 높이기 위해 적절한 향신료와 허브를 사용하기 쉽게 준비해둔다. 시간이 된다면 동네 정육점이나 생선 가게에 자주 다니면서 식재료에 대한 정보와 좋은 요리법을 더 많이 알아본다. 시간과 돈이 있다면 현지 시장에서 과일과 채소를 직접 골라볼 수도 있다. 주중에 먹을 점심을 계획하고, 근무지가 집에서 멀다면 음식을 싸가도 좋다.

강도보다는 반복

자신이 바라는 모습이 되기 위해 성격을 바꾸고 나쁜 습관의 마찰을 늘리고 좋은 습관의 마찰을 줄이도록 환경을 바꾸면, 새로운 습관이 삶의 새로운 방식이 되면서 환상적인 장기적 성과로 이어질 수 있다. 그러나 때때로 새로운 루틴을 시작하기 어려울 수 있다. 새로운 습관이 형성되려면 '반복'이 필요하다. 어떤 행동을 더 많이 할수록 그 행동의 신경학적 경로가 뇌에 더 깊이 새겨진다.

이런 점에서 반복이 매우 중요하다. 어떤 행동을 5분만 수행하더라도 매일 그 행동을 할 것으로 예상하도록 뇌를 훈련해야 한다. 새로운 행동이 노력이나 희생처럼 느껴져서는 안 된다. 달리기를 시작할 때는 바로 5킬로미터를 기진맥진 달리는 것보다 매일 5분씩 달리는 편이 훨씬 더 낫다. 고통스럽거나 불쾌한 행동은 반복하기가 더 어렵기 때문이다.

만약 규칙적으로 헬스장에 갈 계획이라면, 설령 그저 가벼운 운동을 하거나 사우나만 사용할지라도 매일 일어나 운동복으로 갈아입고 헬스장에 가려고 시도하라. 반복된 행동을 통해 헬스장에 가는 습관, 헬스장에 갈 시간을 내는 습관이 굳어질 것이며, 운동 후에는 보상을 얻을 것이다. 그러나 현실에서는 바람직하지 않은 일이 자주 일어난다. 많은 경우에 첫날 헬스장에 가면 (자격증이 없어도 가능한) 새로운 개인 트레이너가 따라다니며 당신에게 맞지도 않는 페

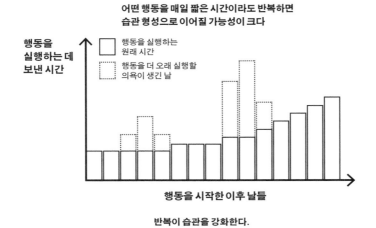

어떤 행동을 매일 짧은 시간이라도 반복하면
습관 형성으로 이어질 가능성이 크다

행동을
실행하는 데
보낸 시간

행동을 실행하는
원래 시간

행동을 더 오래 실행할
의욕이 생긴 날

행동을 시작한 이후 날들

반복이 습관을 강화한다.

이스를 쓰러질 때까지 시켜놓고 뿌듯해한다. 운동의 고통과 다음 날 몸이 뻐근한 증상이 뇌에 기억된다면 그 경험을 반복할 의욕이 훨씬 줄어들 것이다.

반복은 매우 중요하다. 활동을 단 5분만 하더라도 행동을 시작하겠다는 결단이 습관 형성을 굳건히 하기 때문이다. 하루도 거르지 않도록 노력하라. 행동을 반복함에 따라 행동을 지속하는 시간, 즉 매일 그 행동을 하는 데 보내는 시간도 늘어날 것이다. 달리기, 헬스장 가기, 저녁에 요리하기 등을 의식적으로 결정하지 않아도 저절로 실행하게 된다. 양치질처럼 평범한 루틴의 하나가 될 것이다.

습관 추적하기

습관을 계속해서 반복할 가능성을 높이려면 진행 상황을 시각적으로 상기시켜주는 도구를 갖는 것이 좋다. 습관 추적기는 당신이 잘한 일을 계속하도록 의욕을 불러일으킬 수 있고 성취한 일을 기억나게 한다.

예전에는 벽걸이 달력에 체크 또는 엑스자 표시를 하거나 웃는 얼굴을 그려서 추적기로 사용하곤 했다. 그러나 지금은 습관 추적이 큰 인기를 얻으면서 다양한 습관 추적 노트가 나와 있고 진행 상황에 대한 추적과 피드백을 제공하는 스마트폰 앱도 많다. 노트에 적거나 컴퓨터에 있는 스프레드시트를 사용해 자신만의 습관 추적기

행동	9월 1일	9월 2일	9월 3일	9월 4일	9월 5일	9월 6일	9월 7일	9월 8일
점심 도시락을 만들었음	X	X	X	X		X		
간식을 먹지 않았음!	X			X	X	X		
달리기하러 갔음	X	X	X	X	X	X		
충분히 잤음	X	X	X	X		X		

를 쉽게 만들 수 있다.

개인적으로 내가 제일 좋아하는 습관 추적 방법은 매우 시각적이다. 달리기하러 갈 때마다 '습관 항아리'에 구슬을 넣는데, (때로는 5분만 달리더라도) 30일 연속으로 달리기하러 간다는 목표를 세우고 구슬 30개를 머그잔에 담아둔다. 과제를 완수할 때마다 머그잔에서 구슬을 꺼내 습관 항아리에 넣는다. 습관 항아리에 넣을 물건으로 무엇이든 사용할 수 있다. 구슬, 동전, 클립 등 주위에 있는 어떤 물건이라도 상관없다.

그리고 습관 추적의 최종적 이점은, 달력에 엑스자 표시를 하든 노트에 정사각형을 그리고 색을 칠하든 습관 항아리에 구슬을 넣든, 추적기에 무언가를 표시하거나 넣는 단순한 행동 자체가 보상으로 작용해서 행동 반복의 가능성을 높일 수 있다는 점이다.

좋은 습관을 만들거나 나쁜 습관을 고치는 데 얼마나 걸릴까

어떤 활동이나 행동을 매일 반복하면 언젠가는 습관이 될 것이다. 그러면 거의 무의식적으로 일상 루틴의 일부가 되며, 대개 단서로 촉발되어 쾌감이라는 보상을 받는다. 그런데 행동이 습관이 되려면 얼마나 걸릴까? 연구에 따르면 습관 형성은 20~250일 사이 얼마쯤 걸릴 수 있다고 한다. 습관을 형성하는 데 걸리는 평균 시간은 66일이다. 만약 당신이 어떤 행동을 66일 동안 실행한다면 그 행동이 습관이 될 가능성은 50퍼센트다. 행동을 66일보다 더 오래 한다면 50퍼센트보다 높아진다. 당신은 행동이 습관이 된 시점을 알아차릴 수 있을 것이다. 특별히 자신에게 동기를 부여하거나 자신에게 상기시키지 않아도 되는 무언가로 바뀌었기 때문이다.

유혹 견디기

나쁜 습관을 없애는 일은 어떨까? 우리가 알다시피 나쁜 습관은 절대 사라지지 않는다. 그 보상 경로가 뇌에 뿌리박혀 있다. 하지만 앞에서 살펴봤듯 나쁜 습관의 경로를 더 건강한 경로로 교체할 수 있다. 나쁜 습관을 실행하고 싶은 유혹이 점점 사라지는 데 30~60일이 걸린다고 한다. 옛 습관을 촉발하는 단서를 피하도록 계속 노력해야 한다.

신약성경에는 뇌에서 나쁜 생각과 유혹을 없애는 데 걸리는 시간에 대해 언급한 내용이 있다. 예수는 유대 광야에서 고독 가운데 40일을 보낸 후에야 유혹을 이겨냈다.

습관을 함께 공유하다

우리는 살아가면서 많은 습관을 가족, 친구, 동료로부터 배운다. 인간은 자신이 속한 집단에 녹아들기 위해 행동을 그대로 따라 하는 일에 아주 능하다. 사회적 기대에 맞춰 잘 적응해야 한다는 의무감이 들기 때문이다. 결국에는 우리가 모방하는 집단의 행동 방식이 우리 자신의 습관이 되고 일부가 된다.

사회적 환경은 습관 형성에 큰 역할을 한다. 개선된 정체성과 새로운 생활 방식에 맞춰 자신을 조정하고 있다면, 정체성이 맞는 사람들과 어울리거나 친해지면 성공할 가능성이 커진다. 알코올 중독자가 술을 끊고자 한다면 친구들과 어울려 다니며 바에 갈 것이 아니라 술을 많이 마시지 않는 새로운 사람들을 찾아야 할 것이다. 담배를 끊고 싶은 흡연자라면 추운 날씨에 니코틴 중독 친구들과 사무실 밖으로 나가 급히 담배를 피우는 동지애를 버려야 한다. 같은 방식으로 달리기나 헬스 친구든 요리 수업을 같이 듣는 사람이든 자신과 같은 정체성을 지닌 새로운 친구 '그룹'을 찾는다면 훨씬 더 쉽게 목표를 달성할 가능성이 높아질 것이다.

지금의 힘

먼 과거에 수렵과 채집 생활을 하던 인간의 조상은 반기아 상태에서 살았고 식량 문제는 언제나 불확실했다. 농업이 출현하기 전에 인간은 다음 끼니가 어디에서 나올지 알 수 없었다. 그래서 우리 뇌는 나중에 먹을 수 있는 식량보다는 지금 당장 먹을 수 있는 식량을 선호하도록 설정되어 있다. 이는 우리가 핵심 본능(생존, 성장, 생식)을 달성하는 데 도움이 되는 모든 보상에 적용된다. 안타깝게도 끊임없는 유혹으로 가득한 현재의 환경에서, 즉각적인 만족감을 선호하도록 설정된 인간의 뇌는 바로 앞에 놓인 맛있는 음식을 거부하기가 어렵다. 바로 지금 음식을 먹고 얻는 도파민 보상이, 장기적으로 건강한 음식을 먹고 체중을 줄여 얻을 수 있는 지연된 만족감을 압도한다.

뇌는 지연된 만족감보다 즉각적인 만족감을 기본으로 선택한다. 만족감이 지연되는 행동을 수행하도록 자신을 자극하기가 더 어렵다. 시험공부가 대표적인 예로, 책상에 앉아 보내는 시간에 대해서는 즉각적 보상이 없다. 공부를 그만하고 밖에 나가 즉각적 보상을 느낄 만한 무언가를 하고 싶은 유혹이 강하게 든다. 그러나 장기적 보상을 논리적으로 이해하고 건강한 공부 습관을 형성하면(공부를 더 많이 할수록 공부하기가 더 쉬워짐) 공부를 계속해 나가는 데 필요한 의지력이 강화될 것이다.

인간이 즉각적 만족감을 추구하도록 설정되었다는 점을 이해하면 이런 행동을 더 쉽게 알아차릴 수 있다. 종종 우리는, 과자점에 풀어놓자 얼굴에 초콜릿을 잔뜩 묻히고 손이 끈적해지고 사탕을 입안 가득 넣는 어린아이처럼 행동한다. 당신이 즉각적으로 느낄 수 있는 보상을 붙잡으려 손을 뻗고 있다면 이런 어린아이와 다를 바 없음을 인식하라. 이런 행동이 자주 일어난다면 이를 모니터링하고 지연된 만족감을 찾아 나서는 것이 좋다.

스트레스와 감정적 음식 섭취

우리는 불안에 시달리거나 스트레스를 받으면 충동적 행복감을 느끼려는 경향이 더 강해진다. 뇌는 불행한 감정을 좋아하지 않아서 이런 환경에서는 훨씬 더 간절히 보상을 찾아내려 한다. 스트레스성 과식은 내 진료실에 오는 환자들에게 흔히 나타나는 현상이다. 보상을 가져다줄 무언가를 먹는 행동으로, 특히 쾌감을 급증시키는 가공식품을 먹는 경우가 많다. 이런 경우에 먹는 행동은 배고픔이 아니라 스트레스와 관련된다. 감정적 식사를 할 때는 인체가 영양소나 에너지를 요청하는 것이 아니라, 뇌가 부정적 감정을 해소할 보상을 요청하는 것이다. 불행히도 우리가 스트레스를 받을 때 찾곤 하는 가공식품은 비만과 건강 악화를 유발하며 궁극적으로 스트레스 증가, 불행과 불안으로 이어진다. 결국 보상이 문제의 근본 원인이 되는 셈이다.

자신의 스트레스를 해결할 수 있는 능력은 감정적 음식 섭취를 멈추는 데 매우 중요한 도구다. 긴장을 이완하는 능력이 있다면 건강에 해로운 보상을 받을 필요를 덜 느낄 것이다. 스스로 감정을 진정시키는 방법을 안다면 약물이나 알코올, 니코틴, 설탕이나 가공식품 등 외부 자극을 받아들이지 않아도 될 것이다. 건강하지 못한 음식 선택으로 이어지는 스트레스를 완화하는 데 몇 가지 방법이 도움이 된다.

긴장을 이완하는 도구상자

긴장에서 이완 상태로 전환하는 데 도움을 주는 검증된 기법이 많이 있다. 이 중 일부는 초기 힌두교와 불교의 가르침으로 거슬러 올라간다. 호흡과 명상 같은 기법을 통해 몸과 마음을 평온하게 하는 것을 목표로 한다. 이 기법들은 '이완과 관련된 신경계 부분'[23]을 자극하고 '긴장과 관련된 신경계 부분'[24]을 닫도록 고안되었다. 우리

---

23 부교감신경계(PNS) – 신경계에서 '휴식과 소화'를 담당하는 부분으로 휴식을 취하고 있을 때 활성화된다.

24 교감신경계(SNS) – 신경계에서 '투쟁 또는 도피'를 담당하는 부분으로 위험에 처하거나 스트레스 상황에 있을 때 활성화된다.

는 불안해지면 심장이 두근거리고 호흡이 빠르고 얕아질 수 있으며 땀을 흘리기 시작한다. 하지만 이 기법을 꾸준히 실천하면 약물이나 감정적 식사에 기대지 않고 스트레스를 해결할 힘이 생길 것이다.

호흡

호흡 운동은 긴장에서 이완으로 전환하는 쉽고도 매우 효율적인 방법이다. 이 운동은 미주신경을 자극해서 신경계의 이완 부분을 활성화한다. 우리는 살아가는 내내 호흡 과정을 의식하지 않고 숨을 쉰다. 그러나 들숨과 날숨은 우리 몸의 스트레스 수준에 영향을 미친다. 숨을 들이쉴 때마다 스트레스 신경(SNS)이 더 활성화되고, 숨을 내쉬면 이완 시스템(PNS, 미주신경)이 더 활성화된다. 숨을 빠르게 들이마시고 천천히 내쉬면 이완 시스템이 촉발된다.

주기적 한숨 호흡법과 입술 오므리기 호흡법

코로 깊게 두 번 숨을 들이마셔서 폐를 채운다. 입술을 오므리고 숨을 천천히 내쉰다. 이 호흡법을 5분간 반복하면 미주신경을 자극해서 이완의 물결을 느낄 수 있다.

상자 호흡법

넷까지 세면서 코로 천천히 숨을 들이마신다.

들이마신 상태에서 넷을 세는 동안 숨을 참는다.

넷을 세는 동안 숨을 천천히 내쉰다.

내쉰 상태에서 넷을 세는 동안 숨을 참는다.

5분간 반복한다.

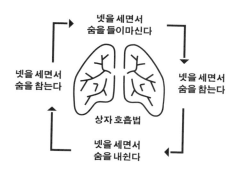

상자 호흡법

이 운동은 호흡에 집중하도록 하며 명상의 형태로 활용할 수도 있다. 호흡과 같은 행동에 집중하면 걱정스러운 생각을 줄일 수 있다. 더욱이 천천히 호흡하면 불안이 줄고 몸이 이완되는 것을 느낄 것이다.

여느 활동처럼 호흡 기법도 더 많이 연습할수록 더 잘하게 된다. 근육과 마찬가지로 미주 신경 기능을 강화하면 거기에 따른 이점을 느끼기 시작할 것이다.

만성 스트레스 완화

호흡 기법은 즉시 몸의 긴장을 풀도록 훈련하기에 좋은 방법이다. 운동선수, 배우, 연설가, 가수, 중재자들이 이 기법을 잘 알고 있지만 누구든 자유롭게 활용할 수 있다. 일단 이 기술을 익히면 단기적 스트레스를 관리하는 능력에 더 자신감을 느끼고 감정적 식사 같은 건강하지 못한 행동을 멀리할 것이다. 그런데 더 장기적 형태의 스트레스는 어떻게 해결할 것인가? 장기적 스트레스는 식단과 건강에 어떤 영향을 미칠까?

만성, 즉 장기적인 걱정과 불안은 스트레스 호르몬 코르티솔을 분비한다. 앞에서 배웠듯 이 호르몬은 위험한 상황에서 생존을 돕도록 만들어져 있다. 코르티솔은 혈당을 올리고 배고픔을 느끼게 하며 인슐린 농도에 악영향을 줄 고열량 식품을 찾게 만든다. 그 결과 체중이 증가한다.

만성 스트레스를 완화하는 많은 활동이 있는데, 다음 활동이 포함된다.

단식

우리는 몸에 영양분을 공급하려 먹어야 하지만 계속해서 먹을 필요는 없다. 하루에 몇 시간 동안 하는 단식은 스트레스를 낮춘다. 잠들기 전 4시간 동안 음식이나 열량이 있는 음료를 섭취하지 않고 수면으로 8시간을 보내면 12시간 동안 단식하게 된다. 단식을 오래 할수록 스트레스 수준이 낮아질 것이다.[25]

---

25 최근 연구에서는 종교적 이유로 단식하는 사람은 단식하지 않을 때보다 우울증, 스트레스, 불안 수준이 유의미하게 더 낮은 것으로 나타났다. 그 이유는 불확실하지만, 일부 과학자들은 단식 중에 스트레스 호르몬 코르티솔이 안정화되기 때문이라고 보고 있다.

빛 노출

아침에 20분 동안 밖에 서서 햇살을 받거나 해가 저물기 시작하는 저녁에 20분 정도 빛을 받으면 얻는 이득이 있다. 이 활동은 하루 동안의 신체 활동과 호르몬을 조절하는 생체 시계를 훈련시킴으로써 안정적인 생체 리듬을 유지하도록 돕는다.

시각화

특정 상황(예를 들어 달리기)에서 좋은 결과를 상상하거나 유도 심상guided imagery의 형태로 이루어질 수 있다. 눈을 감고 따뜻한 해변과 같은 편안한 곳에 있다고 상상한다. 이 기법을 많이 연습할수록 경험이 더욱 생생해지고 햇볕의 따뜻함이 느껴지며 물결치는 파도 소리가 들리기 시작한다. 그곳은 마음의 안식처가 되어 편안함과 평온함을 느끼게 해준다.

압점 자극하기(톡톡 두드리기)

머리, 얼굴, 상체의 특정 지점을 톡톡 두드리거나 지그시 누르는 흥미로운 기법이다. 이 압점들은 중국 침술에서 사용하는, 이른바 경혈 중 일부에 해당한다. 압점을 자극하면 기분 좋고 평온한 느낌이 든다.

두 손가락을 사용해서 눈썹의 안쪽 부분, 눈 옆, 눈 아래, 코 아래, 턱, 쇄골의 안쪽 부분, 겨드랑이를 부드럽게 마사지하거나 톡톡 두드린다. 신경을 자극하는 듯 느껴지면 올바른 지점을 찾은 것이다. 편안

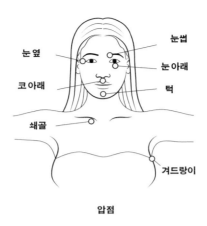

눈옆
눈썹
눈 아래
코 아래
턱
쇄골
겨드랑이

압점

하게 눕거나 앉아서 당신이 느끼는 스트레스에 대해 생각하라. 그림에 표시된 부위를 각각 일곱 번씩 마사지하거나 톡톡 두드리고 그 과정을 반복하라. 다 하고 나면 스트레스 감소를 경험할 것이다.

아무것도 안 하기 기법

많은 전통적 형태의 명상에서는 머릿속에서 모든 생각을 비우라고 한다. 머리를 비우는 일반적인 방법은 무언가에 집중하는 것이다. 자신의 호흡이나 속으로 읊조리는 말(만트라)에 집중해도 되고, 검은 점이나 촛불을 응시할 수도 있다(트라타카 명상이라고 한다). 편안하게 앉아 생각을 집중하는 동안에는 마음이 자연스럽게 활동적이지만 특정한 생각이나 걱정에 집중되지는 않는다. 생각이 돌아왔음을 알아차리면 그 생각을 인정하고 호흡이나 만트라에 집중하는 명상으로 돌아간다.

이런 종류의 전통적 명상은 갈수록 인기가 높아지고 있다. 하지만 단점은 유익한 이완 상태에 도달하려면 아주 많은 연습이 필요하다는 것이다. 많은 사람이 명상을 수행하는 도중에 일어나는 걱정이나 염려의 느낌을 잠재울 수 없어 중도에 포기한다.

나는 '아무것도 안 하기' 명상 기법이 전통적인 명상보다 훨씬 더 쉽고 재미있다는 것을 알게 되었다. 이 명상법은 어디에서나 할 수 있지만 방해받을 가능성이 낮은 장소에서 하는 것이 가장 좋고, 20분 정도 걸린다. 스마트폰, TV, 음악 등 집중을 방해하는 모든 것을 끈 다음 편안한 자세로 앉아 그저 주변을 자세히 살펴보라. 주변 공간을 관찰하고 여러 소리를 듣고 자기 몸이 어떻게 느끼는지 주의를 기울인다. 호흡을 감지하고 의식할 수도 있지만, 생각이 당신을 그곳으로 인도하는 경우에만 그렇게 하라. 자신에게 생각을 멈추라고 요구하는 것이 아니라 주변을 관찰하고 생각한다. 공간만 관찰할 뿐 아무것도 하지 않으면 마음이 여러 생각과 함께 흘러가고 있음을 발견할 것이다. 그러다가 평소의 익숙한 걱정으로 바뀌면 다시 주변 모습과 소리에 집중하라.

스트레스에 영향을 줄 수 있는 다른 요소들

수면 – 수면 부족은 불안과 스트레스를 높인다. 규칙적인 수면 패턴을 유지하고 약 7~9시간 취침을 목표로 한다(사람마다 조금씩 다를 것이다).

규칙적인 운동 – 모든 운동은 스트레스 호르몬 코르티솔을 감소시키고 자연스럽게 긴장을 이완시키는 호르몬을 분비한다.

관계 – 친구나 가족과 연락하며 상호작용을 유지하면 스트레스가 줄어든다.

건강한 식습관 – 신선 식품에는 스트레스 감소에 도움을 주는 항염증 화학 물질이 많이 함유되어 있다.

이런 활동을 평범한 생활방식에 적용해 습관을 들이면 전반적인 스트레스 수준이 감소한다. 스트레스 수준이 높으면 알코올, 약물 또는 단 음식이나 가공식품으로 즉각적인 만족감을 추구할 가능성이 커진다. 스트레스를 완화하고 불안을 통제하는 법을 배운다면 즉각적인 만족감을 참아낼 의지력이 강해질 것이다.

스트레스 측정하기

한 사람의 스트레스 양을 측정하는 능력은 최근에 큰 발전을 이루었다. 숨을 들이마시면 교감신경계를 활성화하는 긴장 신경이 심박수를 증가시키고, 숨을 내쉬면 부교감신경계를 활성화하는 이완 신경이 심장박동을 느리게 한다. 이 말은 곧 인체의 심박수가 일정하지 않고 박동 간격의 변동성이 어느 정도 존재한다는 뜻이다. 심박수가 60bpm이라면 심장이 정확히 1초 간격으로 박동한다는 의미가 아니다. 이를테면 박동 사이 간격이 0.9초일 때도 있고 1.1초일 때도 있다. 피곤하거나 심한 스트레스를 받으면 이완과 긴장 신경계가 피로해져서 심장박동 간격의 변동성이 감소한다. 완전히 건강하고 잘 쉬고 불안하지 않다면 신경계가 잘 작동해 변동성이 증가한다. 이는 몸이 건강하다는 신호다.

기술이 발전하면서 심박변이도(HRV)를 측정할 수 있는 기기들이 많이 나와 있다. 가장 발전된 기기는 깊이 잠들어 있을 때 심박변이도를 측정해서 당신의 몸이 어떻게 대처하고 있는지를 다음날 알려준다. 많은 운동선수가 언제 자신이 무리하게 훈련하고 있는지를 알기 위해 이 기기를 사용한다. 이 분야의 선도 기업은 훕Whoop이라는 회사다. 르브론 제임스와 로리 매킬로이 등 많은 선수가 이 회사의 손목 밴드를 착용하고 있다. 스트레스 수준을 점검하고 싶다면 사용해보는 것도 좋다.

배고픔 측정

인간을 포함해 모든 동물에게는 내재된 배고픔 측정기가 있다. 자동차의 연료 측정기처럼 체내의 배고픔 측정기도 몸의 에너지 수준이 낮다고 인식하면 연료를 채우라고 상기시킨다. 인체에서는 대개 배고픔 신호가 위에서 분비되는 그렐린이라는 호르몬으로부터 온다 (첫 장에서 여러 배고픔 호르몬에 대해 살펴봤듯). 배고픔 신호는 우리에게 연료를 채우라고 상기시키는 역할을 하며, 공복이 길수록 배고픔 신호가 더 강해진다. 우리는 유명한 미네소타 기아 실험을 통해 배고픔 신호가 매우 강해질 수 있다는 사실을 알고 있다. 자원한 젊은 남성들이 일일 1,500kcal로 제한된 식사를 하고 힘든 신체활동을 하는 동안 이들을 추적 관찰하는 연구였다. 참가자들은 24주 동안 체중이 4분의 1 정도 빠졌다. 연구 기간 동안 열량 제한이 너무 극심해서 그들은 다음 식사에 대한 기대 말고는 어떤 일에도 집중할 수 없었다. 그들은 음식으로 가득한 꿈과 몽상에 빠졌고 음식 잡지와 요리책을 몇 시간이고 뚫어지게 쳐다봤다.

미네소타 실험은 극단적으로 배고픈 상태인 '기아'의 영향력을 증명했다. 우리는 '굶주림'이라는 단어를 일상 언어로 사용하지만 감사하게도 우리 대부분은 굶주림을 경험할 기회가 별로 없다. 그러나 식습관에 관한 한 배고픔 신호, 특히 그것을 알아채고 그에 따라 행동하는 방식은 여전히 중요하다. 더 자세히 살펴보자.

배고픔을, 피해야 하는 불쾌한 느낌이 아니라 일상의 즐거운 경험 중 하나인 식사 시간이 코앞에 다가왔다는 신호로 여겨야 한다. 더 배고플수록 더 맛있게 음식을 먹을 것이다. 배고플수록 입맛이 돈다. 2,400년 전에 처음 등장한 "시장이 반찬이다Hunger is the best sauce."라는 유명한 구절은 오늘날에도 여전히 의미가 있다.

흔히 우리는 전혀 배고프지 않을 때도 스트레스를 해소하려 별생각 없이 먹는다. 스트레스 수준을 조절하는 능력을 더 많이 갖출수록 생각 없이 먹으려는 충동도 감소할 것이다. 그러고 나면 배고플 때 자연식품을 먹는 진짜 즐거움과 도파민 보상을 위해 가공식품을 먹는 가짜 즐거움의 차이를 구별할 수 있다.

일상생활에서 배고플 때 자제력을 발휘할 수 있는 아이디어가 몇 가지 있다.

배고픔 지수

자신의 배고픔 수준을 파악하고, 그에 따라 음식을 먹는 것이 좋다. 시각화하기 쉽도록 다시 자동차의 연료 계기판을 생각해보자. 가장 낮은 수준은 무기력한 상태로, 온종일 단식한 후 느껴지는 배고픔 같은 것이다. 가장 높은 수준은 크리스마스나 추수감사절 만찬을 즐긴 후 느껴지는 포만감 같은 것이다.

아래 그림에서 보면 가운데 수준은 배고픔이 채워진 상태다. 눈금 하나가 내려가면 약간 배고픈 상태다. 이 느낌을 즐겨야 하며 이 느낌이 들자마자 먹어서는 안 된다. 배고픔 지수가 진짜 배고픔에 도달하면 음식을 먹으면서 그 음식이 주는 즐거움을 느낄 때다. 어떤 지침에서는 배가 80퍼센트 정도 부를 때까지만 먹으라고 조언한다. 즉 배를 100퍼센트 채우지 말라는 이야기다. 가능하면 천천히 먹어야 하며, 먹는 동안 배고픔 정도에 유념하라. 배고픔이 채워지면 그만 먹는 것이 가장 좋다. 장에서 분비되는 호르몬(PYY, GLP-1)이 뇌

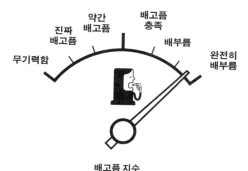

배고픔 지수
진짜로 배고플 때만 먹기 시작하고이 충족되면 식사를 멈춰라.

에 포만감 신호를 보내므로, 15분이 지나면 완전히 충족된 느낌이 들 것이다. 불편하게 배부르거나 더부룩해질 정도로 과식하지 말라. 식사 후에 일과나 업무를 수행할 수 있어야 한다. 저녁을 먹고 나서 누워야 한다면 너무 많이 먹었다는 뜻이다.

시간제한 식사법

편안한 시간 동안 단식을 하면 스트레스와 염증을 감소시켜 건강해지며, 자주 하면 더 오래 사는 데 도움을 준다. 단식은 인슐린 농도를 낮추는데, 알다시피 인슐린은 렙틴이 보내는 인체 본연의 체중 조절 신호를 차단하는 주범이다. 단식으로 인슐린이 감소하면 렙틴이 차단되지 않아 마침내 뇌가 몸에 비축 지방이 많은지 확인하고 과다한 경우 지방을 줄이는 작용을 할 수 있다. 그래서 하루 8시간 또는 6시간 이내로 식사하는(공복 대 식사 시간 비율과 관련지어 16:8 또는 18:6 식사법이라고 부름) '시간제한 식사법'이 여전히 인기 있는 체중 감량법인 이유다. 꾸준한 단식 후에 체중이 감소하는 원인은 열량을 줄여서가 아니라 단식이 인슐린 농도를 원래 수준에 가깝게 낮춰 건강한 체중 조절의 정상 채널을 회복시키기 때문이라는 점을 기억하라.

우리 대부분은 식사를 아침(필요한 경우), 점심, 저녁에 일정하게 하고 싶어 한다. 하루에 두 끼나 세 끼를 먹으면 식사 간격이 길어서 진짜 배고픔이 생기고 자연식품을 맛있게 먹을 수 있다. 저녁을 너무 늦게 먹지 않고 저녁 식사 후에 간식을 먹지 않는 것이 인슐린 균형에 도움이 된다. 예를 들어 그날의 음식 섭취를 저녁 9시로 제한할 수 있다. 이런 형태의 시간제한 식사법은 건강한 습관이 될 수 있다.

라마단 기간에는 세계 인구의 4분의 1이 해당 태음력에 일출부터 일몰까지 음식이나 음료를 삼간다. 장시간 단식은 쉽지 않지만, 이슬람교도에게 의지력과 자제력의 중요성을 가르치고, 신의 선물(특히 단식을 마칠 때 음식)을 잊지 않게 하며, 가난한 사람들의 고통을 상기시켜준다.

갈망의 파도타기

건강에 해로운 무언가를 지금 당장 하고 싶은 충동이 만족감을 지연시키는 것보다 우선할 때가 있다. 가공식품을 잔뜩 먹는 습관처럼 중독성 있고 건강에 해로운 행동을 하고 싶은 갈망이 생기면, 자신의 진짜 기분을 돌아보고 갈망이 어디에서 왔는지를 질문하라. 갈망의 실체와 갈망이 일어난 이유를 더 깊이 생각함으로써 자신의 반응을 더 많이 의식할 수 있다. 몇 분 후면 갈망이 사라질 것이다. 극심한 배고픔 같은 갈망이 시작될 때 자제력을 잃지 않는 훌륭한 방법은 '갈망의 파도타기'라는 기법이다. 호흡에 집중하고 갈망이 어떻게 느껴지는지 의식한다. 갈망은 파도처럼 점점 더 커지다가 최고조에 도달한 후 결국 부서진다. 갈망이 점점 심해지다가 결국에 물러난다는 것을 알고 있으면 강력한 도구가 될 수 있다.

간단한 질문을 던져라

자신이 어떤 행동을 하도록 또는 하지 않도록 동기 부여를 하는 매우 효과적인 기법은 '~을 할까?'라는 간단한 질문을 자신에게 던지는 것이다. 예를 들어 당신이 달리러 가는 것을 꾸물거리고 있다면 '오늘 달리러 갈까?' 하고 간단하게 질문할 수 있다. 이 질문에는 '그래' 또는 '아니' 중 하나로 답해야 한다. 스스로에게 질문을 던짐으로써 어떤 행동을 할 내재적 동기를 명확히 하게 된다. 이 행동이 당신의 실제 정체성과 맞는가? 당신을 강하게 할까? 부정적 습관이나 행동에도 비슷한 질문을 할 수 있다. '오늘 밤에 정크푸드를 먹을까?' 당신의 지금 모습 또는 되고 싶은 모습이 정크푸드를 먹지 않는 사람이라면 '그래'라는 대답이 불편할 것이다.

변화와 조절

이번 장에서는 체중 감량이나 건강 개선을 목표로 삼은 경우, 이에 필요한 습관 변화가 우리의 진짜 정체성과 일치하면 그 목표를 달성하기가 훨씬 더 쉽다는 것을 배웠다. 음식 환경이 건강에 미치는 영향을 이해하고 나면 우리의 정체성도 변화를 수용할 수 있게 되고, 자신에 대한 인식과 상황에 대한 반응을 조정할 수 있게 된다. 이 변화가 일어나면 건강에 해로운 가공식품에 거부감이 들고 자연에 더 가까운 건강한 음식을 먹고 싶어진다. 아주 적은 의지력으로도 변화를 이뤄낼 수 있다.

나쁜 습관이 왜 반복되는지를 이해하고, 그것을 유익한 습관으로 덮어쓰는 방법을 안다면 생활 습관을 크게 개선할 수 있다. 주변 환경이나 교류하는 사람을 바꾸면 나쁜 습관을 실행할 때 마찰이 커지고 좋은 습관은 더 쉽게 수행할 수 있다. 행동이나 활동 자체가 짧은 시간일지라도 좋은 습관을 반복하는 것은 뇌에 깊이 새기는 데 꼭 필요한 일이다.

스트레스는 일시적으로 기분 좋은 보상을 찾도록 만들 수 있지만, 이 '보상'은 해로운 경우가 많다. 배고파서가 아니라 보상을 얻기 위해 가공식품을 먹으면 잠시 기분이 좋을 것이다. 하지만 그런 음식은 건강에 좋지 않은 일종의 유해 약물로 바뀐다. 우리는 스트레스를 조절함으로써 즉각적인 만족감을 얻으려는 욕구를 더 쉽게 조절할 수 있다.

다시 글래스고로 가는 길 — 1년 후

딸의 대학 2학년을 맞아 글래스고로 가는 긴 여정은, 음식의 관점에서 보면 완전히 다르고 훨씬 더 만족스러운 경험이었다. 이번에는 출발 시각뿐만 아니라 가다가 멈출 장소와 가는 길에 먹을 음식 종류도 미리 계획했다. 준비가 필요했지만 우리 둘 다 여행을 마칠 무렵에 몸 상태가 훨씬 더 좋아졌다고 느꼈다.

이번에는 가는 내내 거의 햇살이 빛났다. 그리고 불량한 아침을 먹으러 불결한 휴게소에 가는 대신 국립공원의 야외 벤치에 앉았다. 바삭한 데리야키 연어, 작은 공기에 담은 찰진 밥, 집에서 만든 오이 피클, 당근과 생강, 미소된장국으로 일본식 아침 식사를 준비했다. 음식 맛을 즐기며 보온병에서 녹차를 따를 때, 패스트푸드는 전혀 생각나지 않았다. 갈망은 지나갔다.

10장 | 요리 학교

무엇을 먹을 것인가?

"음식이 약이 되게 하고, 약이 음식이 되게 하라."

히포크라테스

사우샘프턴 시내 중심가, 맥도날드, 1988년 6월 토요일 오후

버거 패티 여덟 장을 조심스레 뜨거운 그릴에 올리고 30초 타이머 버튼을 누르자 지글거리기 시작했다.

"다섯 개에 치즈 올려요!!" 슈퍼바이저가 소리친다. 식당이 가득 차고 줄이 길어지면서 그의 목소리도 더 커진다. 나는 네모난 인공 치즈 다섯 장을 준비했다. 버저가 울리자 패티를 뒤집어 그중 다섯 장 위에 치즈를 올리고 타이머를 다시 눌렀다. 나를 보조하는 직원이 설탕을 함유한 구운 빵을 준비해두었다. "삐, 삐, 삐." 나는 갈색으로 구워져 고소한 냄새를 풍기는 패티를 재빨리 빵 위로 옮겼고, 직원은 조심스레 케첩을 얇게 뿌리고 오이 피클을 올리고 참깨 빵으로 덮은 후 밝은색 판지 상자에 넣고 닫았다.

지독한 버거 시간 20분이 지나고 나서야 10시간 근무에서 한 번

있는 휴식 시간을 가졌다. 직원들은 휴식 시간 동안 엄격한 판매 기간이 지난 음식을 원하는 만큼 먹을 수 있었다. 그러지 않으면 버려질 음식이었다. 나는 버거 두 개와 감자튀김 하나, 애플파이 세 개, 라지 초콜릿 셰이크 하나를 집었다. 동료와 함께 작고 우중충한 지하실에 앉아, 가능한 한 짧은 시간 안에 최대한 많이 먹으려는 한 무리의 야생동물처럼, 쟁반에 놓인 패스트푸드를 게걸스레 먹었다.

그러나 일한 지 열흘 정도 되자 버거 생각만 해도 속이 좋지 않았다. 몸이 약해지고 부었으며 여드름이 얼굴을 덮었다. 말할 필요도 없이 나는 요리사로서 맡은 첫 역할에서 오래 버티지 못했다.

내가 처음으로 요리에 진정한 관심을 가진 것은 의대 3학년 때였다. 나는 운 좋게도 인도 친구들과 집을 공유해 살았다. 요리를 배워본 적 없는 나와 달리 친구들은 평소에 맛있고 신선한 인도 음식을 요리하며 큰 즐거움을 느꼈다. 나는 커리 가루로 요리한 '커리'는 본 적이 있지만 친구들은 신선한 향신료를 사용했다. 곱게 다진 마늘, 생강, 양파, 칠리를 볶다가 가람 마살라와 강황 가루를 넣었다. 그다음에 큐민 씨앗, 카다멈 꼬투리, 육두구, 팔각, 커리 잎을 모두 넣으면 아주 좋은 냄새가 풍겼다. 이 혼합물에 닭고기나 양고기를 넣기도 했으며, 다채로운 색상의 단맛 고추, 익은 토마토, 감자, 예쁜 오크라를 담은 채소 접시를 함께 내놓았다. 고슬고슬한 밥, 요구르트와 오이로 만든 라이타, 달, 간단한 양파 샐러드가 식탁을 가득 채웠고, 우리는 그날 있었던 일을 이야기하고 농담을 나누며 맛있는 음식을 즐겼다.

인도 친구들에게 요리를 배운 이후로 나는 가능할 때마다 계속해서 새로운 요리를 배웠다. 카리브해 지역, 브라질, 코스타리카, 인도, 태국, 아프리카와 아랍권 여러 지역 등 세계 각지의 요리를 경험했다. 최근 몇 년 동안에는 신선 식품 밀키트를 주문해 새로운 아이디어와 요리법을 습득했다. 나와 딸들은 이제 세계 각지의 여러 가지 맛있는 요리를 어떻게 만드는지 잘 알게 되었다. 이 책의 목적 중 하나는 사람들이 진짜 음식을 기꺼이 받아들이고 전 세계의 다양한 요리를 경험하도록 장려하는 데 있으므로, 앞으로 이어질 장에서는 요리를 직접 해본 적이 없거나 평소에 자연식품을 더 많이 먹고 요리하길 원하는 사람을 위해 몇 가지 핵심 기법, 재료, 조언을 써놓았다. 감사하게도 우리는 다양한 종류의 재료를 구할 수 있는 시대에 살고 있다. 남아시아 또는 중동 요리를 좋아하든 브라질이나 일본 요리를 좋아하든, 지금 우리는 세계 어느 곳의 요리도 직접 만들 수 있다.

신선한 재료로 음식을 만들면 맛있을 뿐만 아니라 건강에도 아주 유익하다. 12장 '글로벌 레시피'에 나오는 각국의 요리법과 음식은 여러분의 체중 재설정에 도움을 주려 특별히 선정한 것들이다. 그 음식들이 제공하는 영양 성분은 인슐린 신호 전달의 활성화, 염증 감소, 과잉 지방의 순조로운 배출을 도와 몸에 건강한 영향을 미친다. 이런 음식을 요리하는 것이 습관이 되면 새롭고 매우 효율적인 몸을 갖게 된 듯한 기분이 들 것이다.

주방으로 들어가기 전에 밝혀둘 유의사항이 있다. 나는 요리사도 아니고 셰프도 아니며, 정식 요리 교육을 받은 경험이 없다. 따라서 앞으로 나올 조언은 오로지 열정적인 아마추어의 관점에서 나온 것이다. 이미 이 분야에 자신 있는 사람이라면 다음 부분을 건너뛰어도 괜찮지만, 훌륭한 셰프라도 미래에 고려해볼 만한 무언가를 여기에서 발견하면 좋겠다.

피해야 할 음식

어떤 음식을 먹어야 하고 어떤 음식을 피해야 하는지 권장 사항을 기억하는 것이 중요하다. 앞에서 살펴봤듯 '설탕'과 '정제 탄수화물'은 뇌가 몸에 있는 지방량을 측정하려 사용하는 렙틴 신호를 차단해 체중 증가 방아쇠를 자극한다. 더욱이 과일에서 나오는 당인 '과당'은 다량으로 섭취했을 때 동물의 겨울잠 상태와 비슷하게 별개의 체중 증가 방아쇠를 유발할 수 있다. 신선한 과일은 적당히 먹으면 괜찮지만, 과일 주스는 어떤 종류라도 체중 증가 방아쇠를 자극할 수 있고, 가공식품에는 이 중독성 있고 매우 단 첨가물이 가득 들어 있다. 마지막으로 모든 종류의 '식물성 유지'는 인간이 원래 먹던 음식이 아니다. 식물성 유지는 체내의 대사 균형에 큰 지장을 준다. 나도 맥도날드에서 일할 때 식물성 유지로 가득한 음식을 엄청나게 먹었더니 열흘째에 몸 상태가 너무 나빠졌다. 기름에 든 오메가-6 지방산은 인체의 모든 세포를 덮어서 신선한 식품에 있는 건강에 좋은 오메가-3 지방산을 희석하며, 염증을 일으키고 인슐린이 제대로 작동하지 못하게 해서 더 많은 인슐린이 필요해지게 만든다. 이럴 때 우리 몸은 설탕이나 세포 손상 없이도 설탕을 엄청나게 먹고 염증성 타격을 입은 것과 같다.

　오메가-6를 많이 함유한 음식을 주의해야 한다. 안타깝게도 이 지방을 과다하게 함유한 식품에 튀긴 패스트푸드와 가공식품만 있는 것이 아니다. 동물이 오메가-6를 비정상적으로 많이 섭취하면 동물 자체에 오메가-6가 많을 것이다. 인간과 마찬가지로 농장에서 곡물과 씨앗류를 먹고 자란 동물이 자연식을 먹고 자란 경우보다 더 빨리 자라고 더 살찐다. 거의 모든 닭이, 설령 들판에 풀어놓았다 해도 곡물을 먹고 자라기 때문에 비정상적으로 많은 양의 오메가-6를 먹을 것이다. 진짜 야생 닭은 벌레와 곤충을 잡아먹으며 돌아다니겠지만 이런 닭은 날씬하고 뻣뻣해서 슈퍼마켓에서도 팔리지 않을 것이다. 달걀도 마찬가지다. 달걀노른자는 오메가-6 함량이 높으므로 체내 오메가 지방을 정상 상태로 만들고 싶다면 훌륭한 단백질 공급원인 달걀흰자를 선택하라.[26] 그밖에 농장에서 사육된 동물의 고기 중 피해야 할 것은 돼지고기와 곡물을 먹인 소고기다. 다행히 자연산 생선, 풀을 먹인 소고기와 양고기는 건강한 오메가 지방을 함유하므로 즐겨 먹어도 된다. 멀리해야 할 음식을 요약하면 다음과 같다.

- 주요 성분이 유해 성분 삼총사인 설탕, 인공 과당 감미료, 식물

26　달걀노른자에 콜레스테롤이 많다고 걱정하는 사람들은 오랫동안 이렇게 해왔다. 이제 우리는 염증, 심장 위험, 비만을 유발하는 원인이 달걀노른자에 든 콜레스테롤이 아니라 오메가-6 지방이라는 사실을 알고 있다.

성 유지로 이루어진 모든 가공식품.

- 주요 성분이 설탕인 식품. 요리할 때 가끔 소량으로 사용하는 것은 괜찮다.
- 밀가루 같은 정제 탄수화물. 마찬가지로 요리할 때 소스에 첨가 하거나 바삭한 코팅으로 사용하는 것은 괜찮다.
- 해바라기씨유, 유채씨유, 옥수수유, 목화씨유, 홍화씨유, 식물성 기름, 카놀라유('오메가-3가 풍부하다는 문구'는 무시하라. 가열 후 30초 이내에 사라지므로), 마가린, '잘 발라지는' 가짜 버터, 쇼트닝을 포함한 식물성 유지. 이런 기름은 주방 어디에도 두어서는 안 된다. 또 식물성 유지는 모든 패스트푸드(고온에서 요리될 수 있으므로), 가공식품(쉽게 산화하지 않아 유통기한이 길어지므로), 닭고기, 돼지고기, 곡물 먹인 소고기 등 농장에서 살찌게 키운 고기에도 들어간다. 이미 세포에 달라붙어 있는 이들 기름의 오메가-6가 몸에서 제거되려면 최소 6개월이 걸린다. 제거되고 나면 몸 상 태가 훨씬 좋아질 것이다.

사람마다 건강을 위해 각기 다른 결과를 추구하므로 자신의 필요에 따라 식습관을 조정해야 할 것이다. 체중을 감량하고 제2형 당뇨병, 고혈압, 고콜레스테롤혈증, 심장질환을 개선하고 싶다면 가공식품, 설탕, 식물성 유지를 피하고 흰쌀밥, 감자, 집에서 구운 빵 등 탄수화물을 너무 많이 섭취하는 것도 주의해야 한다. 내 첫 번째 책『식욕의 과학』에 흔히 먹는 음식에 들어 있는 탄수화물의 양을 정리해두었지만, 자신의 식사량(작은 접시)과 배고픔 정도(포만감을 초과해서 먹지 않음)를 알고 있다면 탄수화물 섭취를 제한하기가 더 쉬울 것이다.

신체 활동을 많이 한다면 음식을 더 먹어야 할 것이고 신선한 재료로 만든 음식이라면 많이 먹어도 괜찮다는 점을 기억하라. 만약 주된 목표가 장기적으로 건강을 개선하고 천식, 습진, 건선, 염증성 장질환, 류머티즘 관절염, 섬유근육통 같은 현대의 염증성 질환을 피하거나 개선하려는 것이라면 자연스러운 탄수화물 섭취를 특별히 조심할 필요는 없다. 설탕을 줄이고 가공식품과 식물성 유지를 멀리하는 것으로 충분할 것이다.

먹어야 할 음식

그렇다면 이제는 먹어야 할 음식이 남는다. 기본적으로 위의 범주에 속하지 않는 음식은 무엇이든 선택할 수 있다. 신선한 채소, 특히 잎이 많은 녹색 채소와 색깔이 선명한 채소는 항염증 효과와 노화 예방에 도움이 되는 파이토케미컬을 우리 몸에 공급한다는 점을 기억하라. 신선한 채소는 적당한 양의 탄수화물을 공급한다. 탄수화물 대부분을 이들 채소를 통해 섭취하는 방법은 매우 권장할 만하다. 이렇게 하면 몸이 정상적인 체중 조절 메커니즘을 다시 활성화할 것이고 과잉 지방이 감지되어 배출될 것이다.

양식하지 않은 생선에는 오메가-3가 풍부하게 들어 있어 몸의 염증을 줄이고 인슐린 요구량을 줄여 체중을 조절하는 데 도움이 된다.

붉은 육류는 몸에 나쁘지 '않으며' 건강에 좋은 천연 포화지방으로 가득하다. 이 지방은 인슐린 농도를 치솟게 하지 않으며 비만을 유발하지 않는다. 풀을 먹인 고기(소고기와 양고기)는 오메가-3 함량이 더 높아서 특히 좋다. 많은 영양학자가 낮은 포화지방이 좋다는 잘못된 믿음 때문에 닭고기와 돼지고기가 건강에 좋다고 여기지만, 대개 농장에서 염증성 오메가-6 함량이 높은 곡물을 먹고 자라기 때문에 독성 지방이 다량 함유되어 있다.

여러 콩류는 건강한 고단백 열량의 훌륭한 공급원이며 일반적인 주요 탄수화물(밥, 파스타, 감자)을 대신할 수 있다. 자주 간과되는, 전통적인 탄수화물의 또 다른 대안은 메밀이나 퀴노아 같은 곡물이다. 조리하기 쉽고 맛있으며, 인슐린에 미치는 영향력이 낮고, 전통적인 탄수화물보다 단백질과 영양소 함량이 높다. 쌀 대신에 이런 식품으로 바꾸면 몸이 긍정적으로 반응할 것이다.

가지는 요리하기 쉬우며 마찬가지로 전통적인 탄수화물을 대체할 수 있다. 섭취하기에 가장 좋은 과일은 파이토케미컬로 가득하고 과당 함량이 낮은 베리류다.

유제품을 먹는다면 천연 요구르트와 코티지 치즈가 단백질, 칼슘, 비타민 B군 함량이 높다. 하루를 시작하기에 좋은 음식들이다.

> **포화지방에 대해 알아둘 내용**
>
> 1960~1970년대에 콜레스테롤과 심장질환의 연관성을 밝힌 연구는

그 후에 틀린 것으로 판명되었다. 혈중 콜레스테롤 수치가 상당히 높은 가족성 고콜레스테롤혈증이라는 희소 질환을 앓고 있지 않은 한 콜레스테롤이나 천연 포화지방을 함유한 식품을 멀리할 필요가 없다. 이런 지방의 섭취량과 심장질환 사이에는 연관성이 없다.

사실 미국과 영국에서 포화지방의 과다 섭취를 멈추고 곡물과 단 음식으로 바꾸라고 권장한 이후, 비만과 당뇨병이 증가하기 시작했다. 따라서 기름진 스테이크, 붉은 고기, 버터, 요구르트, 자연 치즈를 먹어도 괜찮다. 피해야 할 유일한 포화지방은 심장질환 문제를 일으키는 팜유다. 팜유는 저렴한데다 식감도 좋아서 많은 가공식품에 들어가는데, 가능하면 요리하거나 섭취하지 않는 것이 좋다.

간단히 말해서 정육점, 생선 가게, 청과물 가게에서 구할 수 있는 자연식품을 떠올리면 된다. 이런 식품은 건강에 매우 좋다. 체중 감량보다 건강을 목표로 삼았다면 집에서 통밀가루로 구운 빵은 적당히 먹어도 된다. 슈퍼마켓 빵은 초가공 식품이므로 가급적 피하는 것이 좋다.

주방 준비하기

어떤 행동을 실행하는지 안 하는지와 좋은 습관이나 나쁜 습관을 형성하는지 아닌지에서 환경이 큰 역할을 한다는 점을 기억하라. 주방이 정리되지 않은 채 도구가 부족하고 팬트리에 식료품도 부족하면 훌륭한 음식을 요리하는 즐거움이 훨씬 줄어들 것이다. 첫 번째 단계는 주방 상판에서 주방과 관련 없는 잡동사니와 거의 사용하지 않는 도구를 치우는 일이다. 참신한 절단 도구나 커피 머신, 착즙기처럼 자주 사용하지 않는, 부피가 큰 주방용품을 치워라. 멀리 보관해두고 필요할 때 꺼내라. 조리대 공간이 훨씬 넓어질 것이다. 이가 빠진 머그잔과 접시, 색이 바랜 플라스틱 용기는 버리거나 재활용하라. 냉장고와 팬트리에 있는 식품 품목을 점검하고, 유효기간이 지났거나 개봉한 지 너무 오래된 것은 버린다. 모든 재료가 가능한 한 신선해야 한다. 식물성 유지(식품이 아님)를 없애고 식물성 유지를 많이 함유한 소스, 혼합물, 디핑소스도 모두 없앤다.

다음과 같은 주방용품이 필요할 것이다.

- 도마 – 주방 조리대에 맞는 크기로 선택한다. 나는 정육점의 블록 도마처럼 크고 견고하면서 무거운 나무 도마를 선호하지만, 많은 사람이 플라스틱 도마를 사용한다. 사용할 때 도마가 미끄러지지 않게 하려면 도마 밑에 젖은 행주를 깐다.
- 셰프나이프 – TV에서 유명 셰프가 크고 무거우면서 끝이 뾰족한 식칼을 능숙하게 사용하는 모습을 본 적이 있을 것이다. 이 칼은 날이 비스듬하게 곡선으로 되어 있어 재료를 자르고 다질 때 칼날을 위아래로 흔들며 빠르게 써는 특유의 동작을 원활하게 할 수 있다.

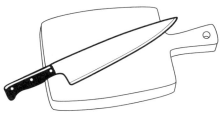

셰프나이프

- 칼갈이 – 재료를 썰 때 칼이 잘 들면 그보다 기분 좋을 수 없고 칼이 무디면 답답하기 그지없다. 가장 간단하게는 손에 잡고 쓰는 풀스루 샤프너 또는 봉 칼갈이를 사용할 수 있다. 전동 샤프너는 편리하고 성능이 좋지만 공간을 많이 차지한다. 내가 개인적으로 가장 좋아하는 도구는 옛날 방식의 칼갈이 숫돌이다.
- 과도 – 셰프나이프와 비슷하지만 크기가 더 작다. 양파, 마늘, 생강을 잘게 썰거나 생과일 껍질을 벗기기에 좋다.
- 톱니 칼 – (집에서 만든) 겉이 딱딱한 빵과 표면이 두꺼운 토마토 등을 자르는 데 사용한다.
- 고기 클리버 또는 중식도 – 고기를 토막 내거나 크고 단단한 채소를 쉽게 썰 수 있다.
- 회전 필러 – 감자 껍질 깎는 데 사용한다.
- 박스 그레이터 – 당근, 채소, 치즈에 사용한다.
- 파인 그레이터 – 파르메산 치즈, 육두구, 시트러스 제스트, 생강에 사용한다.

- 만돌린 슬라이서 – 채소를 얇게 썰기 위해 사용한다. 꼭 필요하지는 않지만 만족감을 준다.
- 믹싱볼, 채반, 채소 탈수기 – 채소 탈수기는 씻은 상추의 물기를 제거해서 보관하는 데 꼭 필요하다.
- 조리도구 – 나무 스푼, 집게, 뒤집개, 슬롯 스푼, 거품기, 매셔, 절구와 공이.
- 냄비와 팬 – 들러붙지 않는 프라이팬과 다양한 크기의 편수 냄비.
- 무쇠 철판 – 꼭 필요하지는 않지만 철판을 사용하면 요리가 재밌어진다.
- 로스팅 및 베이킹 트레이.
- 핸드 블렌더 – 키가 큰 믹싱 저그나 비커도 함께 필요하다.
- 주방 저울 – 전자식이 가장 편하다.

접시의 크기

1960년대에 사용하던 접시는 약 8.5인치(22센티미터)로 음식이 800kcal만큼 담겼다. 지난 수십 년 간 접시 크기는 점점 더 커졌다. 오늘날의 접시는 12인치(30센티미터)이며 약 1,900kcal를 담을 수 있다. 이렇게 큰 현대식 접시를 사용하기보다는 과거로 돌아가 1960년대 크기의 접시를 권하고 싶다. 작은 접시를 사용하면 더 천천히 먹으며 음식을 즐길 수 있다. 또 더 이상 배고프지 않을 때 식사를 멈출 가능성이 커진다. 큰 접시는 과식을 부추긴다.

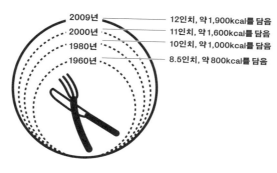

2009년	12인치, 약 1,900kcal를 담음
2000년	11인치, 약 1,600kcal를 담음
1980년	10인치, 약 1,000kcal를 담음
1960년	8.5인치, 약 800kcal를 담음

1960년대부터 오늘날까지의 디너 접시 크기

도마를 서빙 보드로도 사용할 수 있다. 가족과 친구들이 직접 덜어 먹을 수 있도록 음식 그릇을 식탁에 올려놓는 방법도 있다. 열량을 줄이려 노력하고 있다면, 두 그릇을 먹지 않도록 음식 그릇을 손이 닿지 않는 먼 곳에 놓거나 음식을 덜고 나서 그릇을 주방에 둔다.

보관

잘 정리된 주방에는 음식물이 새거나 흐르지 않도록 밀폐 기능을 갖춘 다양한 크기의 반찬통이 필요하다. 외출 시에 건강에 해로운 변화가 음식을 피하려면 점심을 싸가는 것이 가장 좋으므로 이런 용기가 꼭 필요하다.

음식이 남아 냉동실에 보관할 때 냉동 보관용 봉지와 뚜껑 달린 플라스틱 상자가 유용하다. 작은 단지와 병은 향신료 믹스와 수제 피클을 보관하기에 좋다.

주방 팬트리 채우기

이제는 스스로 음식을 조절하고 있음을 명심하라. 이 말은 곧 단기적인 간편식, 패스트푸드 또는 배달 음식에 의존하지 않는다는 뜻이다. 주방 팬트리에 신선 식품과 잘 어울리고 장기 보관이 가능한 재료를 가득 채워 다양한 요리를 만들 수 있게 준비한다. 팬트리에 재료를 잘 갖춰두면 요리가 훨씬 쉬워지고 일상적인 습관으로 자리 잡을 수 있다.

곡류와 콩류

체중을 감량하려 노력하고 있다면 파스타, 국수, 흰쌀밥을 적당한 양만 먹어야 한다. 절제하기 어렵다면 주방에 보관하지 말 것을 권한다. 체중 감량이 아니라 건강을 목표로 삼았다면 먹어도 된다. 어느 쪽이든 더 나은 대안으로는 불구르밀, 쿠스쿠스, 퀴노아, 야생쌀, 현미, 메밀국수 등이 있다.

콩류는 단백질과 섬유질 함량이 높다. 건조하거나 통조림 상태로 보관할 수 있다. 입맛에 따라 붉은 렌틸콩, 강낭콩, 검은콩, 완두 짜개, 병아리콩, 카넬리니빈, 혼합콩 등을 준비한다.

통조림 및 건조 식품

잘게 썬 토마토와 코코넛 밀크는 많은 요리에 다용도로 사용되며 물밤은 볶음 요리에 훌륭한 재료다.

(기름이 아니라 토마토에 절인) 참치, 연어, 정어리, 고등어 같은 생선 통조림은 영양소, 특히 오메가-3가 풍부한 간편한 간식이다. 멸치 통조림은 요리에 짠맛과 감칫맛을 더하려 사용할 수 있다.

과일 통조림은 과일을 시럽이 아니라 물에 넣은 제품이어야 한다. 과일 통조림은 파이토케미컬을 약간 잃어버리지만, 생과일 대신 쓰기에 합리적이고 더 오래가는 재료다. 일부 요리에 파인애플 청크를 넣으면 톡 쏘는 단맛을 더해준다.

식초와 기름

요리가 끝나갈 때 레드와인 식초와 화이트와인 식초, 라이스와인 식초, 미린 식초와 발사믹 식초를 음식에 첨가할 수 있다. 시큼한 맛이 혀의 '신맛' 수용체를 자극해 더 완벽한 맛을 낸다. 직접 피클을 만들 때 플레인 화이트 식초를 사용할 수 있다. 요리에 단맛을 더하려 셰리를 사용하기도 한다.

식물성 유지 대신에 엑스트라버진 올리브유, 버터, 코코넛 버터, 정제 버터(기 버터)로 팬트리를 채운다. (병에 담긴) 올리브유는 햇볕에 노출되면 분해되기 때문에 신선함을 오래 유지하려면 그늘에 보관한다.

소스와 양념

디종 머스터드와 잉글리시 머스터드(이 소스들은 수제 소스에 유화제로 사용될 수 있음), 간장, 데리야키 소스, 우스터셔 소스, 페퍼 소스, 스리라차 소스 등이 있다.

피클

케이퍼는 요리, 특히 생선과 파스타 소스에 레몬이나 올리브의 톡 쏘는 맛을 더한다. 딜 피클과 올리브는 이탈리아 전채요리에 올리면 아주 좋다. 신선한 피클을 집에서 쉽게 만들 수 있다는 것을 잊지 말라. 초절임한 적양파, 작은 오이(딜 피클), 당근, 무, 적양배추, 양배추는 비타민(A, B, C)과 파이토케미컬의 훌륭한 공급원이다.

필수 냉동식품

재료가 잘 갖춰진 냉동고는 주방에서 중요한 역할을 한다. 냉동 과일과 냉동 채소는 생과일과 생채소보다 저렴할 뿐만 아니라 수확하자마자 냉동되었기 때문에 요리 시 상태가 신선하며 파이토케미컬의 영양분을 모두 간직하고 있다. 새우는 요리하기 전에 해동할 필요가 없고, 잡은 지 몇 분 만에 얼린 싱싱한 대구, 해덕대구, 농어 같은 바다 생선은 냉동 상태에서 쉽게 구울 수 있다.

향신료 보관대 준비하기

인공 향미료, 유화제, 색소와 함께 독성 화학 물질로 가득했던 2장의 식품 첨가물 향신료 보관대와 달리, 천연 향신료 보관대는 무기질과 비타민, 그리고 중요한 항염증성 파이토케미컬을 함유한 영양 발전소다. 왜냐하면 요리 향신료는 우리의 식물 친구들에게서 오기 때문이다.

잘 갖춰진 향신료 구역은 음식에 여러 겹의 훌륭한 향, 풍미, 맛을 더하기 위해 꼭 필요하다.

향신료는 통 씨앗(큐민 씨앗, 카다멈 꼬투리, 통후추) 또는 가루 형태로 나온다. 통 씨앗은 풍미를 최대 2~3년 더 오래 간직하지만, 씨앗을 찧고 빻아 분말로 만들고 나면 향신료 특유의 풍미와 향을 함유한 기름이 공기에 노출되어 풍미가 저하되기 시작한다. 빻은 향신료는 유통기한이 약 6개월 더 짧다. 이 기한이 지나면 갓 빻아 향이 좋은 향신료로 교체해야 한다. 향신료는 햇빛을 피해 보관해야 한다.

요리하면서 다양한 향신료를 넣으며 변화하는 풍미를 자주 맛보는 습관을 들이면 향신료에 익숙해지고 요리에 자신감도 얻을 수 있다.

다음과 같은 향신료를 준비하도록 권한다.

- 후추(통후추 또는 빻은 후추). 통후추가 빻은 흑후추보다 맛이 더 강하다. 백후추는 맵긴 해도 흑후추보다 담백한 풍미를 지닌다. 수프와 차우더에 넣을 때 검은 알갱이가 눈에 거슬린다면 흑후추 대신 백후추를 사용한다.
- 큐민은 구수하고 단맛이 나는 향긋한 향신료로 인도, 북아메리카, 중동, 남유럽, 멕시코 요리에 사용된다. 큐민 씨앗은 미나릿

과에 속하는 식물에서 수확한다. 씨앗이나 가루 형태로 된 큐민은 조리를 시작할 때 기름에 풍미를 더하거나, 조리 중에 음식에 넣거나, 마리네이드에 재료로 넣거나, 라이타를 만들 때 요거트에 넣을 수 있고, 구운 채소나 샐러드 위에 그냥 뿌릴 수도 있다.

- 카다멈(통째 또는 가루). 이 향신료는 특유의 달콤하고 강한 풍미를 지닌다. 인도와 스리랑카에서 발견되는 생강과 식물에서 나오는데, 풍미 있는 커리에 넣거나 베이킹에도 사용할 수 있다.
- 생칠리 또는 건칠리는 음식에 들어갔을 때 마우스필을 증가시킨다. 칠리를 먹을 때 입안에서 느껴지는 화끈한 자극은 맛 경험을 풍부하게 해준다. 칠리는 대사 증가 및 체중 감소와 관련이 있다.
- 칠리 파우더는 건칠리로 만든 분말을 큐민, 마늘 분말, 양파 분말, 파프리카 가루 등 감칠맛 나는 향신료와 혼합한 향신료다.
- 카엔페퍼는 말려서 빻은 매운 카엔페퍼로 만든다. 칠리 파우더에 비해 아주 맵다.
- 파프리카 가루는 멕시코의 파프리카(단고추)로 만든다. 흔히 순한 맛과 강한 맛 고추를 섞어 사용하기 때문에 매운 정도가 다양하다. 음식에 달콤하고 구수하고 알싸한 맛을 주며 짙은 빨간색으로 음식을 보기 좋게 한다. 파프리카 가루는 흔히 캐서롤에 넣거나 바비큐 소스를 만들 때 사용하고, 수프와 달걀 요리에 뿌리기도 한다.

- 칠리 플레이크는 보통 카옌 종류의 말린 붉은 고추로 만든다. 카옌 파우더처럼 칠리 플레이크가 칠리 파우더보다 매운맛이 훨씬 더 강하다.
- 고수(씨앗 또는 가루)는 달콤하면서 약간의 레몬 향이 난다. 큐민을 훌륭하게 보완하므로 이 두 향신료를 섞어 혼합 향신료의 베이스를 만드는 경우가 많다.
- 강황은 수세기 동안 요리와 약제에 사용되어왔다. 강황의 주요 성분인 커큐민은 항염증 효과가 강력한, 건강에 좋은 파이토케미컬이다. 생강과 식물의 뿌리에서 추출한다(생강황은 생생강과 모양이 비슷함). 음식에 짙은 노란색을 내는데, 건강에 유익한 효과를 최대로 얻으려면 갓 빻은 분말을 사용하는 것이 좋다.
- 호로파 씨앗 또는 잎은 많은 커리 요리에 꼭 들어가는 재료다. 항산화 효과가 뛰어나 건강에 좋으며, 요리를 마칠 때쯤 첨가하면 씁쓸한 메이플 시럽 같은 맛과 향을 낸다.
- 팔각은 베트남과 중국 지역을 원산지로 하는 상록수의 말린 열매와 씨앗이다. 애니시드 허브와 관련이 없지만 맛이 비슷하다. 팔각의 달콤한 감초 맛은 주로 수프, 국물, 커리, 차에 사용된다.
- 시나몬(스틱 또는 가루)은 스리랑카산 실론계피나무의 껍질로 만든다. 음식에 달콤하고 스모키한 맛을 주며 세계 곳곳의 맛있는 요리에 깊은 풍미를 더한다. 베이킹에도 흔히 사용된다.
- 육두구는 달콤하고 맛있는 요리에 구수하고 고소하며 달콤한 풍미를 준다.

- 정향은 시나몬 및 육두구와 함께 사용하는 경우가 많다. 시나몬과 비슷하게 알싸하면서도 달콤한 맛이 나며, 멀드와인(뱅쇼)이나 로스트햄에 들어가면 '크리스마스 향'이 느껴진다. 중국의 오향과 인도의 가람 마살라 혼합물에 들어간다.

신선한 향신료는 음식 맛을 훌륭하게 한다는 것을 기억하라. 잘 먹고 잘 사는 데 꼭 필요한 재료다. 향신료의 풍미를 알고 향신료를 어떻게 조합할지 알아두라. 신선하고 맛있는 음식은 즐거운 요리 습관을 들이는 데 도움을 준다. 궁극적으로 체중과 건강이 개선될 것이다.

혼합 향신료

적절한 향신료 조합을 찾으려면 시간이 걸리고 요리 경력이 필요하다. 요리를 많이 할수록 경험도 쌓일 것이다. 요리를 더 쉽게 할 수 있는 혼합 향신료는 꽤 많다. 특정한 향신료 가루를 적절한 비율로 특별히 조합한 향신료는 다양한 음식에 사용된다. 예를 들어 이탈리안 허브 시즈닝, 가람 마살라와 차트 마살라(인도풍 요리에 사용), 오향(중국), 자타르(중동), 라스 엘 하누트(모로코), 베르베레(에티오피아), 시치미 토가라시(일본의 일곱 가지 향신료)가 있다.

원형 그대로의 향신료들을 조합해서 자기만의 혼합 향신료를 만들어볼 수 있다. 향신료 씨앗이 갈리면서 자연스러운 풍미와 향긋한 기름이 나오도록 절구와 공이 또는 향신료 분쇄기를 사용하면 좋다.

이 독창적인 혼합 향신료를 몇 주간 보관할 수 있으나 빨리 사용할수록 풍미가 신선할 것이다.

말린 허브

말린 오레가노는 이탈리아와 멕시코 요리에 사용되며, 토마토나 치즈를 이용한 요리와 잘 어울린다. 월계수 잎, 타임, 바질은 스튜와 수프에 풍미 있는 단맛과 향을 더하고, 말린 로즈메리는 구운 고기와 천천히 익힌 캐서롤에 특유의 풍미를 준다. 말린 민트를 닭고기와 양고기 마리네이드 또는 완두콩 수프에 은은한 단맛과 청량감을 더하려 사용할 수 있고, 잘게 깍둑썰기한 중동식 샐러드에 뿌릴 수도 있다.

생허브

며칠밖에 가지 못하는 슈퍼마켓 생허브를 구매하기보다는 집에서 키우는 다양한 허브 식물을 주방에 두면 훨씬 편리하다(시간이 있다면). 씨앗부터 기르거나 모종으로 구매할 수 있다. 실내에서 잘 자라고 다양한 요리에 유용한 허브는 바질, 민트, 오레가노, 차이브, 로즈메리, 파슬리 등이다.

5장에서 살펴봤듯 식물은 어느 정도의 물과 많은 양의 햇빛만 있으면 공기 중의 이산화탄소를 전환해서 성장할 수 있다. 오랜 시간 햇빛을 받는 창가에 두어야 하며, 북반구에 있는 경우에는 식물을 남쪽으로 향하게 두면 좋다. 실내 허브에는 물을 과도하게 주지 않아야 한다. 약 15센티미터(6인치) 높이로 자라면, 요리에 쓸 필요가 없더라도 가끔 잎을 조금씩 잘라내서 더 잘 자랄 수 있게 해준다.

소금

소금은 요리에서 가장 중요한 '향료'임을 잊지 말라. 소금은 음식을 더 짜게 할 뿐만 아니라 다른 맛과 향, 그리고 첨가한 향신료의 풍미를 더 드러나게 한다. 사민 노스랏Samin Nosrat이 자신의 책 『소금 지방 산 열Salt Fat Acid Heat』에서 말한 것처럼 소금이 없다면 음식은 "밋밋함의 바다에서 표류할" 것이다.

실제로 소금은 다른 어떤 성분보다도 풍미에 큰 영향을 미친다. "입맛에 맞게 간 맞추기"라는 말은 주로 소금으로 간을 맞추라는 뜻이다. 요리할 때는 음식을 계속 맛보면서 소금을 약간 내지 한 숟가락 넣고 나서 풍미가 증폭되고 개선되었는지 확인하라. 음식 맛이 너무 짜도 안 되지만 밍밍해도 안 된다. 음식의 풍미가 드러날 수 있도록 소금을 충분히 넣어야 한다.

또 소금은 음식의 쓴맛을 억제하므로 쓴맛을 줄이려 할 때 설탕 대신 소금을 사용하면 더 좋다. 고혈압이나 신장 질환을 앓는 사람이 아니라면 요리에 사용하는 소금의 양은 큰 문제가 되지 않는다.

소금에는 다양한 종류가 있으며 맛도 각기 다르다. 대부분의 주방에 흔히 있는 식염은 쇠 맛이 나는 요오드가 첨가되어 있다. 일반적인 식염에는 인공 고결방지제가 들어 있어 입자가 뭉치지 않고 부드럽게 쏟아져 나온다. 바닷물을 증발시켜 만든 천일염이 바닷물의 천연 무기물을 함유하고 있어 더 좋은 선택이다. 천일염의 대체 소금으로 사용되는 히말라야 소금은 미량의 마그네슘, 칼륨, 칼슘을 함유한 분홍색 암염으로, 히말라야산맥 근처의 광산에서 채굴된다.

소금에 대해 알아둘 것들

소금은 집에서 요리할 때 매우 중요한 재료이며, 특히 육류와 생선 요리에 환상적인 풍미를 더한다. 대부분의 셰프가 소금을 듬뿍 사용하고 싶어 하는데, 그렇게 해도 우리 건강에 안전할까? 우리는 오랫동안 '소금과의 전쟁'을 벌여왔다. 소금 섭취에 조심해야 하며 과다 섭취하면 고혈압이 생긴다고 알고 있는 사람이 많다. 정부는 소금 섭취를 현재의 일일 3.4g에서 소금 한 티스푼에 해당하는 2.3g으로 줄일 것을 권장한다. 그러나 최근 보고서에서는 소금이 생각만큼 위험하지 않을 수도 있다고 시사한다.

소금과 고혈압의 연관성에 대한 연구는 1970년대 실험에 근거한다. 뉴욕에 있는 브룩헤이븐 국립연구소에서 과학자 루이스 달Lewis Dahl은 쥐에게 다량의 소금을 먹이자 쥐의 혈압이 올라가는 것을 관찰함으로써 소금과 혈압의 연관성을 증명했다. 하지만 루이스 달이 실험에 대한 양성 결과를 얻으려 쥐에게 투여한 소금은 인간에게 하루 500g에 해당하는 양이다. 80티스푼이 넘는다!

6,250명을 대상으로 소금 섭취량 제한이 건강에 미치는 영향을 살펴본 여러 대규모 연구를 최근에 분석한 결과, 소금 제한이 고혈압, 심장질환, 뇌졸중 위험을 줄인다는 증거는 전혀 없는 것으로 밝혀졌다.

추가 연구에서는 소금을 적게 섭취해 신장에서 '더 적은' 소금을 배출한 사람이 심장마비로 사망할 위험이 '더 높은' 것으로 나타났다. 더 최근에는 고혈압과 심장질환의 원인으로 가공식품에 초점이 맞춰졌다. 그러나 가공식품에서 심장 위험을 유발하는 원인은 소금이 아닌 듯하다. 가공식품에 함유된, 산업적으로 사용되는 대량의 첨가당, 특히 달콤한 과당이 원인일 가능성이 더 크다.

식단 계획하기

미리 계획을 세우면 요리가 더 쉽고 즐거워질 것이다. 일주일 식사를 계획할 때 자신이 가장 좋아하는 레시피 목록을 가까이 둔다. 점점 더 많은 음식에 대한 요리법을 배워가면서 목록이 추가될 것이다.

요리하지 않아도 되는 날을 확인하기 위해 자신과 가족의 다이어리를 살펴보라. 그 주를 위한 레시피를 선택하고 현재 가지고 있는 재료를 확인하면서 더 필요한 재료를 메모한다. 시간 여유가 있고 바쁜 일이나 스트레스가 없을 때 장을 보는 것이 가장 좋다. 농산물 시장에서 훨씬 더 신선한 식료품을 사면 좋고, 아니면 온라인 신선식품 배달 서비스를 이용하는 것도 좋은 방법이다. 갓 딴 과일과 채소를 문 앞까지 배달해주는 업체가 많이 있다. 그밖에 고품질의 냉동 육류와 생선을 배달해주는 온라인 업체도 있다.

아울러 몇몇 저녁 식사에 밀키트 배달 업체를 이용하는 방법도 고려할 수 있다. 이 업체들은 따라 하기 쉬운 요리 설명서와 함께 딱 맞는 양의 재료와 향신료 또는 허브를 상자에 담아 배달하므로, 새로운 요리 기술을 쉽고 재미있게 배울 수 있다.

시작하기 전에 알아둘 점

요리하려는 음식의 레시피를 읽어보고 필요한 재료와 향신료를 모두 챙겨라. 조리 기구를 확실히 준비하라. 어떤 재료가 필요 없게 되었다면 눈치 보지 말고 교환하라. 주방 경험이 많지 않더라도 어느 기술이나 그렇듯 요리도 많이 할수록 더 잘하게 된다는 점을 기억하라. 음식의 모양과 맛이 바란 대로 나오지 않아도 낙심하지 말라. 시행착오를 해도 괜찮으니 요리하며 배워 나가라.

간단한 요리 기술

요리에 자신감을 얻으려면 새로운 기술을 배워두는 것이 좋다. 요리 수업에서 배울 수도 있고, 유용한 유튜브 영상에서도 쉽게 배울 수 있다. 알아두면 상당히 도움이 되는 몇 가지 기술이 있다.

'칼질'은 모든 요리의 기본이고 매일 해야 하므로 좋은 요리사가 되려면 꼭 익혀야 할 기술이다. 주로 큰 셰프나이프를 사용하게 될 텐데, 칼을 잡을 때는 날 가까이 잡아야 한다. 채소를 자를 때는 내려치는 동작으로 하지 말고 부드럽게 흔드는 동작이 좋다. 익혀두면 유용한 칼질에는 '깍둑썰기', '다지기', '쉬포나드'(잎채소를 길고 얇은 띠 모양으로 자름), '줄리엔'(음식 재료를 성냥개비 모양의 조각으로 자름) 등이 있다.

'소테'는 음식 재료를 센 불에서 소량의 기름으로 재빨리 조리하는 방법이다. 팬에 물을 몇 방울 뿌려 온도를 확인한다. 팬이 달궈졌는지 확실히 한 후에 기름을 넣는다. 물이 쉬익 하는 소리를 내며 빨리 증발해야 한다. 기름은 발연점이 높아야 하므로 이 조리법에는 올리브유보다 정제 버터(기 버터) 또는 아보카도유(비건인 경우)를 사용하는 것이 더 좋다. 음식이 익어가는 동안 소테 또는 점핑 동작으로(프랑스어로 소테saute는 '펄쩍 뛰어오르는'을 뜻함) 음식을 자주 뒤집어주어야 한다. 팬케이크를 휙 뒤집는 동작과 비슷하다.

'로스팅'은 건조한 열과 매우 뜨거운 공기를 이용해 오븐에서 음식을 익히는 방법이다. 이 방법으로 하면 음식이 모든 방향으로 골고루 익는다. 음식을 로스팅할 때 중요한 세 가지 단계가 있다. 음식 겉면이 갈색으로 변하면서 훌륭한 풍미를 내는 '시어링searing', 음식을 적절한 온도에서 적절한 시간 동안 잘 익게 두는 '익히기cooking', 육즙이 고기 안으로 다시 퍼져나갈 시간을 주어 더 잘 썰리게 하는 '레스팅resting'(구운 고기의 경우)이다.

캐러멜화와 브라우닝

훌륭한 셰프는 고온에서 음식을 익힐 때 일어날 수 있는 두 가지 화학 반응인 '마이야르 반응'과 '캐러멜화'의 중요성을 안다.

설탕과 단백질을 함유한 음식을 로스팅, 소테 또는 바비큐 하면 약 150℃(300℉) 온도에서 마이야르 반응이 일어날 것이다. 음식 바깥층에 있는 아미노산과 설탕이 화학 반응을 일으키면서 갈색 색소가 만들어지고 단백질 풍미의 화합물이 생성되어 음식의 맛과 냄새를 훌륭하게 만든다(로스트 조인트나 바비큐의 냄새를 생각해보라). 고기를 로스팅하기 전에 시어링을 하면 이 반응이 일어나 풍미가 더해진다. 이렇게 갈색으로 변하는 다른 음식으로는 프라이드 스테이크, 구운 빵의 겉면, 커피콩, 달걀프라이의 맛있게 갈색으로 변한 밑면이 있다.

설탕을 함유한 음식을 약한 불에서 익히면 캐러멜화가 일어난다. 음식에 든 설탕이 산화하면서 갈색으로 변해 달콤하고 고소한 캐러멜 풍미를 낸다. 예를 들어 크림브륄레 윗면의 설탕 부분에 토치로 열을 살짝 가하거나 양파를 단맛 나는 갈색으로 변할 때까지 천천히 볶아도 캐러멜화가 일어난다.

'유화'는 대개 신선하게 만든 소스에 수성 액체와 유성 액체를 섞는 과정이다. 인공 재료를 사용하는 가공식품에 광범위하게 사용되지만, 여러분의 주방에서도 꼭 필요한 조리 기술이다. 기름과 물은 섞이지 않으며, 두 물질을 함께 흔들거나 휘저어도 얼마 안 가서 분리된다. 천연 유화제는 중개자로서 수성 액체와 유성 액체를 둘 다 붙잡고 있어서 유화액(보통 때는 섞이지 않는 두 액체의 혼합물)을 형성한다. 기름과 식초가 좋은 예다. 샐러드에 넣을 비네그레트를 만들고 두 액체를 분리되지 않게 하려면 유화제가 필요하다. 주방에서 가장 유용한 유화제는 머스터드(특히 디종), 달걀노른자, 꿀이다. 이 가운데 어떤 것이든 첨가하면 유화액이 형성될 것이다.

'브라이닝Brining'은 육류나 생선을 요리할 때 훌륭한 풍미를 내고 수분을 간직하는 데 필수적인 과정이다. 소금이 육류나 생선에 스며들면 근육에 있는 단백질 가닥이 풀어져서 다른 풀린 단백질과 엉기고, 이 단백질 '짜임'이 수분을 끌어당겨 간직한다. 고기를 익힐 때 수분을 유지하므로 육류나 생선의 육즙이 많아지고 과도하게 조리될 가능성이 줄어든다. 고기를 육즙이 풍부한 상태로 유지할 뿐만 아니라 소금 자체가 음식의 풍미와 향을 증폭시킨다.

효과를 보려면 소금을 듬뿍 넣어야 한다. 따라서 소금 셰이커는 나오는 양이 충분하지 않으므로 사용하지 말고, 소금 한 줌을 고기 위에 흩뿌려서 고기 대부분이 잘 덮이게 한다. 소금이 고기에 스며들려면 시간이 걸릴 것이다. 고기가 더 크고 두꺼울수록 깊숙이 스며드는 데 더 오랜 시간이 필요하다. 중간 크기의 스테이크는 조리하기 몇 시간 전에 소금을 뿌려도 된다. 통닭이나 고깃덩어리는 가능하면 조리하기 전날에 브라이닝을 시작해야 한다. 크리스마스 또는 추수감사절에 먹을 큰 칠면조를 브라이닝하고 싶다면 밀봉 보관용 브라이닝 봉지를 사용하는 것도 좋은 방법이다. 봉지에 넣는 물은 바닷물과 같은 맛이 나야 한다. 즉 매우 짜야 한다.

생선은 육류보다 소금을 훨씬 더 빠르게 흡수한다. 조리하기 약 15분 전에 뿌리면 된다. 적당한 양의 소금을 사용하면 생선이 얼마나 육즙이 풍부하면서 맛있는지 느낄 수 있을 것이다.

풍미를 위한 시즈닝

음식을 요리하고 맛볼 때, 우리 미각은 다양한 풍미를 모두 좋아한다는 점을 기억하라. 소금은 최고의 향신료다. 요리에서 완전한 풍미를 내려면 적정량의 소금이 들어가야 한다. 하지만 단맛(익은 토마토, 파인애플 등)과 쓴맛(레몬, 비니거)도 첨가해보라. 그러면 다양하고 풍부한 맛의 오케스트라를 느낄 수 있다.

또한 식감에도 유의하라. 우리는 입안 전체를 감싸는 기름진 소스나 유화액뿐만 아니라 부드럽고 쫄깃하면서 바삭한 음식의 대조적인 식감도 좋아한다.

마지막으로 음식의 외관도 중요하다. 인간은 색상 대비를 좋아한다. 접시에 놓인 음식의 색이 다채롭고 선명할수록 더 즐기며 먹을 수 있다.

11장 | 마지막 주문

음식이 중요한 이유

눈을 감고 상상해보자. 당신은 조명이 밝게 켜진 하얀 방 안의 하얀 탁자에 앉아 있다. 당신 앞에는 커다란 흰 접시가 놓여 있고, 접시 위에는 당신이 가장 좋아하는 가공식품이 놓여 있다. 아마도 1인분의 프라이드치킨, 감자튀김 또는 버거일 테고, 아니면 케이크, 초콜릿 또는 선명한 색깔의 젤리일 수도 있다. 접시가 음식으로 넘쳐흐른다. 당신은 이 음식을 모두 먹어서 접시를 비워야 하는 과제를 맡았다. 당신은 배가 고프지 않지만, 음식을 먹어치우도록 유혹하는 선명한 색깔을 보며 먹기도 전에 기분이 좋아진다. 이제 음식을 한 입씩 씹는다. 치아가 음식을 잘게 부수고, 인공 유화제가 기름으로 기분 좋게 혀를 감싸고, 화학적 향미료들이 입안을 맴돌며 춤추다가 혀에 있는 정확한 미각 수용체에 달라붙어 뇌가 음식을 좋아하도록 속인다. 음식이 소화 기관을 돌아다닐 때, 모든 화학 반응 장면을 볼 수 있는 정교한 스캐너가 있다고 생각해보자. 음식이 혈액으로 흘러들어갈 때, 설탕과 기름이 정상적인 식욕 조절을 차단하고 있는 장면을 볼 수 있다. 당신은 색소와 향미료에 들어 있는 화학 물질이 몸

전체에서 면역 체계와 전쟁 중인 상황을 목격한다. 뇌는 손상이 일어나고 있음을 인식하지 못한 채, 여전히 고장난 램프처럼 흥분해서 깜박거리고 있다. 영상이 다시 당신 쪽을 보여준다. 느글거리고 더부룩하게 느끼면서 마지막 한입을 먹을 때, 음식은 당신이 되고 당신은 음식이 된다.

이 책에서 우리는 가공식품 그리고 설탕, 정제 탄수화물, 과당, 식물성 유지를 과다하게 함유한 식품이 건강에 끔찍한 영향을 미친다는 사실을 배웠다. 이 식품들은 인체의 정상적인 체중 조절 시스템을 방해해서 체중 증가를 일으킬 수 있다. 너무 많이 먹으면 체중 설정값이 건강하지 않은 수준으로 올라가서 결국에는 너무 많은 열량을 지방으로 저장하게 된다. 몸의 에너지 축적 상태를 뇌에 알려주는 렙틴 신호가 차단되어 뇌가 과잉 지방을 인식할 수 없다. 뇌는 열량 계산 다이어트나 운동을 통해 체중을 줄이려는 시도에 맞서 싸울 것이다. 뇌는 대사 에너지를 약 600kcal만큼 급감하도록 조종할 수 있고, 강력하면서 저항할 수 없는 식욕 신호를 우리에게 보낼 수 있다. 헬스장에서의 1시간 운동이나 1,200kcal 식단을 갑자기 포기하게 만드는 것이다. 체중 증가를 촉발하는 원인은 음식의 열량이 아니라 음식이 몸에 일으키는 작용 때문이다. 뇌가 음식 신호를 읽고 체중 닻을 더 무거운 곳으로 옮기는 것이다. 이런 이유 때문에 열량 제한으로 체중을 줄이려 해도 그 효과가 오래가지 못한다. 몇 주 동안은 다이어트 전쟁에서 이겼다고 생각할지 모르지만 결국에는 체중 증가 전쟁에서 몸이 승리할 것이다.

체중을 줄이고 그 체중을 유지하려면 똑똑해져야 하고, 가공식품 등이 체중 조절 시스템에 미치는 영향을 이해해야 하며, 이런 식품을 피하고 더 좋은 습관을 들여야 한다. 다시 말해서 가공식품을 대부분 끊어야 하고, 배불리 먹지 말고 포만감이 들 때 멈춰야 한다. 식품의 탄수화물 함량을 인식하고, 식사량을 줄이고, 식사 사이나 잠자기 전에 간식을 먹지 말아야 한다.

체중뿐만 아니라 건강도 위기에 처해 있다. 초가공 식품은 천식, 통증을 수반한 관절염, 염증성 장질환, 알츠하이머병 등 심각한 알레르기와 만성 염증성 및 퇴행성 질환의 위험을 증가시키는 다양한 인공 화학 첨가물(보존료, 색소, 향미료)을 함유한다.

가공식품을 과다하게 섭취하면 자연식품에 포함된 건강에 좋은 항염증 및 항산화(항노화) 효과를 얻지 못한다. 이 천연 식물 약제를 섭취하지 못하면 염증성 질환 위험이 훨씬 더 증가한다.

그러나 가공식품과 설탕을 끊는 것은 말처럼 쉽지 않다. 가공식품은 과학적으로 맛있어 보이면서 매력적인 향미를 풍기도록 설계되었다. 뇌의 보상 경로를 자극해 우리를 기분 좋게 하며, 우리가 쉽게 빠져들도록 특별히 설계되고 마케팅된다. 식품 회사들이 원하는 것은 매출과 수익 촉진이다. 나쁜 식습관이 우리의 취약한 뇌에 새겨지기는 쉬우며 이 습관을 바꾸기는 어렵다.

그렇다면 어떻게 바꿀까? 우리는 이미 변화하고 있다고 확신해야 한다. 날마다 분마다 우리 각자는 끊임없이 자신의 정체성을 변화시키고 있다. 새로운 것을 배우거나 경험할 때마다 세상을 보는 관점과 세상에 반응하는 방식이 달라진다. 가공식품이 얼마나 해롭고 신선 식품이 얼마나 건강에 이로운지를 이해함으로써 우리는 변화할 수 있을 것이다. 우리는 가공식품을 먹고 싶어 하지 않겠지만, 그것이 얼마나 기분 좋게 만드는지 상기시켜주는 욕구와 충동을 알고 있다.

이 책을 읽은 당신은 아마도 주변의 식품 환경에 대한 인식이 변했을 것이다. 이제는 체중 증가와 체중 감소의 메커니즘, 즉 음식과 주변 환경에 따라 체중 닻이 위아래로 이동한다는 사실을 안다. 그러므로 당신은 이 책을 읽기 시작했을 때의 당신과 다른 사람이다. 나는 여러분이 체중 증가와 질병을 일으키는 가공식품의 위험을 이해하고, 자연식품의 건강상 이점을 깨닫고, 식품 선호도가 변하고 있음을 알아챘기를 바란다. 이런 정체성 변화가 첫 번째이자 가장 중요한 단계다. 먼저 내면에서 변화를 느껴야 한다. 더 건강한 사람처럼 행동하고 생각하다 보면 몇 주 몇 달 후에는 몸도 그에 맞춰 달라질 것이다. 사고방식 변화에 대한 느낌은 생각보다 훨씬 큰 힘이 될 수 있다.

습관은 일상생활에서 매우 중요한 역할을 한다. 습관은 행동의 45퍼센트를 차지하며 무심결에 실행된다. 연구자들도 습관이 우리 생활에 미치는 영향력을 많이 밝히고 있지만, 다행히 습관 변화에 대한 과학도 발전하고 있다. 우리는 이 과학적 발전을 활용해 습관을 좋은 방향으로 바꿈으로써 건강과 삶의 질을 개선할 수 있다.

습관 변화의 과학은 나쁜 습관을 식별하고 좋은 습관으로 바꾸는 방법을 우리에게 알려준다. 이는 환경을 바꾸고 나쁜 습관을 부추기는 방아쇠를 제거해 그 습관을 실행하기 어렵게 만드는 방식으로 이루어진다. 더 건강한 습관을 시작하도록 상기시키는 다른 방아쇠를 찾아 그 습관을 수행하기 쉽게 만들 수 있다. 반복하다 보면 좋은 습관이 우리 정체성의 일부가 될 것이다. 생각하거나 의지력을 발휘하지 않고도 자동으로 실행하게 되는 것이다.

체중과 건강에 영향을 주는 요소에 식습관 변화만 있는 것은 아니다. 환경의 다른 측면들이 뇌의 체중 닻을 옮길 수 있다. 다음 요소들이 있다.

- 코르티솔 낮추기. 이 스트레스 호르몬은 인슐린 증가를 일으켜 체중 증가를 초래한다(렙틴 신호가 차단되므로). 가정과 직장에서 받는 스트레스를 해결함으로써 코르티솔을 낮출 수 있다. 우리 몸의 체중 닻은 다시 아래로 이동할 것이다.
- 수면 패턴 개선하기. 멜라토닌은 해질 무렵에 분비되는 수면 호르몬이다. 뇌가 빛이 줄어드는 것을 감지하면 이 호르몬을 분비해서 잠을 잘 수 있도록 준비시킨다. 불행히도 많은 사람이 잠이 들기 전에 이 천연 수면제가 분비되지 않는다. 우리는 불이 환하게 밝혀진 집이나 아파트에서 살며, 늦게까지 화면을 응시한다. 그러다 보면 멜라토닌이 분비되지 않아 수면에 방해를 받는다. 잠들기 한 시간 전에 불빛을 어둑하게 하고 화면을 꺼서 천연 멜라토닌을 활성화할 수 있다. 그 결과 푹 잘 수 있고(최소 7~9시간) 코르티솔 수치가 낮아져(위 내용 참고) 스트레스가 완화

되면 체중 감량이 더 쉬워진다.

- 운동. 순전히 열량 소비로 체중을 줄이려면 격렬한 운동을 해야 하므로 중강도 운동은 체중 감량을 위한 만능 약이 아니라는 사실을 배웠다. 신진대사의 적응력, 즉 필요할 때 에너지 소비량을 절약하는 능력을 무효화하려면 매일 헬스장에서 한 시간씩 운동하고 '아울러' 열량 제한도 해야 한다. 하지만 운동은 여전히 건강에 유익하다. 인슐린 신호 전달을 돕고 코르티솔을 감소시킨다. 운동은 일상적으로 즐기는 일이 되어야 한다. 건강한 식습관 변화와 스트레스 완화를 함께 실천하면 체중 감량에 도움이 될 것이다.

스트레스 완화와 건강한 수면 습관 그리고 규칙적인 운동 모두 체중과 건강에 중요하지만, 식습관을 바꾸지 않으면 효과가 거의 없다. 당신이 먹는 음식이 바로 당신이 된다. 음식의 질은 미래의 건강에 매우 중요하다. 조리도구를 적절히 구비하고, 팬트리에 향신료나 허브를 비롯한 여러 재료를 채워두고, 냉장고에 신선 식품을 많이 준비해두면 변화가 쉬워진다. 식사를 계획했다면 영양가 높고 건강한 음식을 즐기며 요리 실력을 쌓는 일은 당신에게 달렸다.

이 책의 마지막 장에는 여러분과 가족, 친구들이 즐기고 음미할 만한 훌륭한 식사 아이디어를 몇 가지 담았다.

맛있게 드시길 바라며!

12장 | 다양한 레시피

즐겁게 요리하고 맛있게 먹자!

"나는 서른두 살에 요리를 시작했다. 그전까지는 그냥 먹기만 하는 사람이었다."

줄리아 차일드Julia Child

잠비아 루사카, 1987년 9월

스물한 살 때 의과대학에 다니던 나는 1년 휴학을 하고 아프리카 잠비아의 오지에 있는 한 병원에 자원봉사자로 일하러 갔다. 그해는 다사다난했다. 의료 인력이 부족해서 내가 의사와 조산사 역할을 맡아야 했다. 많은 아기의 분만을 도왔고 악어가 우글거리는 강을 건너가 응급 치료를 해줬으며 백신 접종 진료소를 세웠다. 심지어 환자의 출혈을 멈추려고 내 피를 헌혈하고 나서 곧바로 수술 보조로 들어가는 바람에 심한 현기증을 겪기도 했다.

잠비아에 도착하던 날 나는 북적거리고 습한 수도인 루사카를 돌아다녔다. 저녁에 호스텔을 찾느라 매우 배가 고프던 차에 한 여성이 야외 스토브에 요리하고 있는 모습을 보게 되었다. 그녀는 양파,

마늘, 칠리 그리고 긴 녹색 채소를 볶고 있었다. 냄새가 나자 군침이 돌았다. 흔히 그렇듯 대부분의 가난한 지역 사람들은 관대하다. 내가 배고프다는 것을 눈치챈 그 여성이 내게 먹어보라며 음식을 접시에 담아주었다. 맛은 훌륭했다. 후추와 소금 맛에, 짜 넣은 라임의 톡 쏘는 풍미도 났다. 접시에 놓인 녹색 음식은 쫄깃쫄깃하면서 단백질 맛이 났다. 나는 이 음식 요리법을 배우고 싶었다. 중독성 있는 맛이었고 확신하건대 영양가가 매우 풍부해 보였다. "이건 뭐예요?" 내가 그중 하나를 집으며 질문했다.

그 여성이 웃으며 대답했다. "애벌레예요. 지금이 애벌레 시즌이거든요."

잠비아의 애벌레 시즌은 짧다. 행상들이 바닥에 천을 깔고 안목 있는 구매자를 위해 말린 애벌레 수백 마리를 늘어놓는다. 나는 다음날 이동했기에 다시는 후추 애벌레를 요리하고 맛볼 기회가 없었다. 만약 접시 안에 든 음식의 정체를 알았더라면 멈칫했을 것이고 그 이국적인 맛을 경험하지 못했을 것이다. 먹을 음식과 안 먹을 음식에 대한 나의 문화와 선입견이 그 음식을 거부했을 테니 말이다.

서구 문화의 음식 규범은 식단과 먹는 방식(그리고 그에 따른 정체성)을 변화시키는 데 방해가 되기도 한다. 예를 들어 많은 비서구권 문화에서는 우리처럼 '아침 식사 음식'을 별도로 분리하지 않는다. 그들은 아침에도 다른 식사 때 먹는 음식과 같은 종류를 먹는다. 이렇게 하면 전통적인 서구형 아침 식사보다 영양가가 훨씬 풍부하고 탄수화물 섭취량도 줄일 수 있다.

이 책의 마지막 장에서는 여러분이 고려해볼 만한 레시피를 몇 가지 소개한다. 레시피들은 체내 염증을 줄이고 자연스러운 대사 경로 기능을 개선하는 데 도움이 될 영양소를 공급할 것이다. 이 평생 프로그램에서 추천하는 음식은 말 그대로 새로운 당신이 되도록 시동을 걸어줄 것이다. 이제는 몸에 오메가-6 수치가 부자연스럽게 높지 않을 것이고, 염증이 생기거나 더부룩하지 않을 것이며, 비축 지방을 계속 붙들어서 생기가 떨어지는 일도 없을 것이다. 몸의 조직들이 염증성 오메가 지방과 항염증성 오메가 지방의 건강한 비율로 되돌아갈 것이다. 그러면 인슐린이 제대로 작동해서 체중 감소 호르몬 렙틴이 자유로워지고 뇌가 렙틴을 인식할 수 있게 된다. 당신의 문제가 체중 감량이라면 자연스러운 체중 감소가 따라올 것이며, 관심사가 염증 완화라면 염증이 자연스럽게 진정될 것이다. 부자연스럽게 정제된 탄수화물과 설탕을 과다하게 먹지 않으면, 인슐린이 효율성을 되찾아 감소하기 때문에 렙틴이 훨씬 더 자유로워진다. 이제는 당도 높은 가공식품과 탄산음료 속 과당이 당신에게 체중 증가 신호를 보내는 일은 없을 것이다.

몸의 변화에 대해 알아둘 점이 있다. 섭취하는 영양소를 바꾸는 것은 빠르게 결과를 얻는 해결책이 아니다. 올바른 음식을 섭취해 몸을 변화시키는 일은 12개월까지도 걸릴 수 있다. 오메가 지방이 들어오고 나가는 데 시간이 걸리기 때문이다. 하지만 일단 당신의 몸이 새롭게 탈바꿈하고 나면 그 변화는 평생 지속되며, 효과는 아주 강력하다. 먼저 몸 상태가 아주 좋아질 것이다. 인체 대사가 빨라지고 면역 체계가 강해지고 뇌가 평온해질 것이다. 자연스럽게 더 날씬하고 탄탄하면서 건강한 모습이 될 것이며, 당신은 자신의 모습에 만족해할 것이다.

아래에 아침(필요한 경우), 점심, 저녁 그리고 간식(필요한 경우)에 대한 몇 가지 지침을 적어놓았다.

세계 곳곳에는 자연의 건강한 요리가 많다. 너무 많아서 여기에서 모두 다루기는 힘들다. 그래서 아메리카, 아프리카, 중동, 유럽, 아시아 등 여러 지역에서 선택한 요리를 포함하려 노력했다. 특별히 맛이 훌륭하고 만들기 쉬울 뿐만 아니라 선택적 영양 섭취에도 도움을 줄 것이다. 이 레시피들이 당신이 가는 음식 여정의 시작에 불과하도록 만들자. 이 레시피에 관한 더 자세한 사항은 www.mymetabology.com에서 확인할 수 있다. 더 많은 요리와 식습관에 대한 아이디어를 정기적으로 제공할 것이다.

대사학 영양*

- 식단에서 초가공 식품과 패스트푸드를 줄이거나 빼라.
- 설탕과 정제 탄수화물(밀가루 등)을 요리 재료로 적당히 사용하라.
- 식물성 유지↑를 완전히 빼고 오메가-6 함량이 높은 자연식품(농장에서 곡물을 먹여 키운 닭, 소, 돼지의 고기 등)을 덜 먹음으로써 오메가-6 지방 섭취량을 줄여라.
- 양식이 아닌 자연산 생선, 풀을 먹인 소고기와 양고기, 녹색 잎채소 등 오메가-3 지방이 풍부한 식품의 양을 늘려라.

- 천연 원료의 포화지방을 피하지 말라.

- 요리에 소금을 자유롭게 사용하라.↑↑

- 가능하면 간식을 먹지 않도록 노력하라.

- 작은 접시를 사용하라.

- 가능하면 가족이나 친구들과 함께 음식을 즐겨라.

- 요리할 줄 모른다면 배우려 노력하라.

※ 대사학metabology은 내 책 『식욕의 과학』에 소개된 용어다. 인체 대사에 관한 연구와 이해, 몸 내부로 유입되고 밖으로 빠져나가는 에너지(열량)의 흐름에 영향을 미치는 요소, 인체의 에너지 사용과 (지방 형태로 된) 에너지 비축을 설명한다.

↑ 해바라기씨유, 유채씨유, 옥수수유, 목화씨유, 카놀라유, 홍화씨유, 마가린, 잘 발라지는 가짜 버터, 식물성 쇼트닝.

↑↑ 고혈압이나 관련 질환을 앓고 있지 않다면 요리에 풍미를 더하기 위해 소금을 자유롭게 사용해도 된다. 확실히 알 수 없다면 의사와 상담하여 확인하길 바란다.

아침 식사

어떤 사람은 아침 식사가 집중력을 돕는다고 말하지만, 반드시 필요하다는 설득력 있는 이유는 없다. 많은 사람이 아침에 배고픔을 느끼지 않는다. 선사시대 조상들은 잠에서 깨자마자 먹기 시작한 것이 아니라, 배고픔에 이끌려 사냥이나 식량 채집을 하러 나갔을 것이다. 우리 몸은 일어나자마자 음식을 먹도록 진화하지 않았다. 우리는 하루에 특정 시간 동안만 먹는 것이 인슐린 측면에서 좋고 그에 따라 체중에도 좋다는 사실을 알고 있다. 이런 점에서 아침에 먹는 활동을 지연하는 것은 하루의 식사를 저녁 일찍 끝내는 것만큼 좋다.[27]

아침에 배고프지 않은 편이라면 뜨거운 물에 생레몬즙을 섞어 마시면 좋다. 몸을 깨우면서 인체 대사가 그날 하루를 준비하려 시동을 걸 것이다. 이 방법이 건강에 좋다고 증명한 과학 실험은 없지만(레몬 산업이 후원을 생각하지 못했기 때문일 것이다), 많은 사람이 이 방법의 도움을 얻는다. 인기를 유지하는 것은 대개 효과가 있으며, 증거가 많은 과학 실험보다 더 강력할 수 있다고 생각한다.

바쁘지만 편리하고 영양가 있는 아침 식사를 원한다면, 신선한 전지방 그리스식 요구르트에 베리류와 약간의 꿀을 취향껏 뿌려 먹으면 하루를 훌륭하게 시작할 수 있다. 빠른 아랍식 아침 식사를 원한다면 홍차나 커피를 대추 세 알과 함께 먹어보라.[28] 하루를 힘차게 시작할 정도의 에너지는 얻을 수 있을 것이다.

아침 식사로 피해야 할 주요 음식은 우리가 자주 먹는 것들이다. 시리얼, 토스트, 오렌지 주스 또는 모든 생과일 주스는 혈당을 요동

---

27 하루 중에 8시간이나 6시간 동안만 식사하고 나머지 시간에는 열량이 없는 음료(물, 허브차, 블랙커피)만 섭취하는 시간제한 식사법은 좋은 습관이다.

28 오랜 공복을 깰 때 대추 세 알을 먹는 것은 아랍 전통이다. 체중 감량과 활력에 좋다고 한다.

치게 해서 하루 종일 설탕이 든 음식을 갈망하게 만든다. 이런 음식은 피하라.

앞에서 언급했듯, 많은 나라가 아침에 먹는 음식을 다른 식사와 비슷하게 먹는다. 건강과 장수로 알려진 일본에서는 구운 바삭한 연어, 찰진 밥, 피클, 미소된장국, 녹차로 하루를 시작하는 경우가 많다. 카리브해 지역의 트리니다드토바고에서는 아침 식사로 흔히 프라이보디(fry bodi)를 먹는다. 긴 그린빈스와 토마토로 만들어 플랜틴이나 플랫브레드와 함께 먹는 음식으로, 맛이 훌륭하고 단백질이 풍부하다. 코스타리카 사람들은 쌀과 콩을 섞은 밥에 사워크림, 아보카도, 달걀을 곁들이는 맛있는 가요 핀토로 아침 식사를 한다. 이 음식을 아침 식사 또는 하루 중 나중에 먹는 식사로 시도해보라.

일본의 전통적인 아침 식사

바삭한 구운 연어, 찰진 스시용 밥, 미소된장국, 일본식 피클

연어에 취향껏 소금으로 밑간한 다음 팬이나 석쇠에 구워 바삭하게 만든다. 연어 껍질 면부터 노릇하고 바삭해질 때까지 구운 다음에 뒤집어서 완전히 익힌다.

생선에 소금으로 간을 하자마자 스시용 밥을 불에 올리고 포장에 있는 지시대로 조리한다.

국을 새로 끓이려면 시간이 걸리므로 미리 준비한 미소된장국을 사용해도 괜찮다.

일본식 피클을 만들기 위해 생강, 무, 오이, 당근을 얇게 썰어 화이트와인 식초[29]와 섞고 소금과 설탕을 취향껏 넣는다.

음식을 각각의 작은 볼에 넣어 간장으로 양념하고, 젓가락을 사용해 천천히 음미한다.

트리니다드의 아침 식사

플랜틴 또는 수제 플랫브레드를 곁들인 프라이보디

익은 토마토 2개와 잘게 썬 양파 1개, 으깬 마늘 7쪽을 큰 볶음용 팬에 부드러워질 때까지 볶는다. 길고 얇은 그린빈스 한 다발과 소금(2작은술)을 넣는다. 중간 불에서 볶다가 10~15분간 뚜껑을 덮는다.

그린빈스가 오그라들고 색이 변하면서 천연 즙이 거의 증발하면 프라이보디가 완성된 것이다.

집에서 만든 플랫브레드 또는 튀기거나 삶은 플랜틴과 함께 뜨거운 온도나 상온 온도로 낸다. 매운 페퍼 소스가 당신을 깨워준다는 것을 기억하라!

코스타리카의 아침 식사

가요 핀토 – 코스타리카식 콩밥

코스타리카는 세계에서 가장 건강한 인구를 지닌 국가 중 하나다. 그들은, 90대에 들어서도 건강과 활력을 유지하는 지역을 분석한 유명한 책 『블루존Blue Zones』에도 등장한다. 코스타리카의 전통적인 아

29　식초에 든 아세트산은 흰쌀밥의 혈당 스파이크를 낮추는 데 도움을 준다.

침 식사는 '점무늬가 있는 수탉'을 의미하는 '가요 핀토'다. 콩밥이 수탉 깃털의 얼룩덜룩한 반점을 닮아 붙여진 이름이다.

올리브유를 두른 팬에 잘게 썬 양파(흰 양파가 더 낫다)와 파프리카를 넣고 부드러워질 때까지 몇 분간 볶는다. 마늘 2쪽을 다져 넣고 잠시 더 뭉근히 익힌다. 검은콩 2컵(액체 약간과 함께), 쌀밥 3컵, 살사 리자노[30](또는 우스터셔 소스) 4분의 1컵을 넣는다. 함께 잘 섞고 3~4분 더 익힌다.

접시에 담고 다진 고수를 뿌린다. 가요 핀토를 요구르트, 생토마토, 얇게 썬 아보카도, 달걀흰자 부침과 함께 내기도 한다. 푸라 비다(스페인어로 '인생은 좋은 것'이라는 뜻)!

점심 싸다니기

유용한 팁

· 집에서 음식을 가져가 일터에 있는 냉장고에 보관한다.

· 저녁에 여분의 음식을 요리해서 다음 날 점심으로 먹는다.

· 밀프렙 – 주중에 식사 준비하는 시간을 절약하기 위해 수프, 스튜, 커리, 구운 채소, 칠리 콘 카르네 등을 한 번에 많이 만들어

---

30 살사 리자노는 코스타리카의 대중적인 소스다. 달콤하고 매콤하면서 구수한 맛이 난다. 온라인으로 쉽게 주문할 수 있다.

둔다.

- 샐러드, 샌드위치, 요구르트 등은 보냉 가방에, 수프와 스튜는 진공 보온병에 담아 가져간다.

샐러드

만드는 법

1. 소고기나 양고기 구운 것, 구운 연어, 새우, 생선 통조림(기름 보다는 소금물이나 토마토에 절인 것으로), 풋콩, 코티지 치즈, 페타, 모차렐라, 병아리콩 또는 렌틸콩 등 지방이 적은 단백질을 고른다.

2. 샐러드 잎과 채소를 선택해서 생으로 또는 익혀서 넣는다. 아삭한 잎(시금치, 로켓, 상추, 채 썬 양배추), 달콤한 토마토, 후추, 스위트콘, 강판에 간 당근, 알싸한 무와 칠리, 향긋한 양파, 크리미한 아보카도 등 다양한 식감과 풍미를 시도해보라. 브로콜리, 그린빈스, 아스파라거스, 구수한 구운 호박처럼 익힌 후 차갑게 식힌 채소도 좋다. 사과, 배, 멜론, 복숭아, 포도 같은 과일을 추가할 수도 있다.

3. 현미, 퀴노아(미리 조리된 소포장 제품도 괜찮다), 통밀 파스타, 쿠스쿠스, 햇감자, 구운 고구마 등 통곡물이나 섬유질이 많은 탄수화물을 넣는다.

4. 건강한 드레싱을 넣는다. 엑스트라버진 올리브유를 레몬이나 식초와 함께 사용하고(따로 보관하다가 먹기 직전에 흔들어 섞는다)

머스터드, 허브, 마늘, 칠리, 훈제 파프리카 가루, 간장, 미소 또는 생강으로 풍미를 더한다.
5. 추가 재료를 넣어 맛과 재미를 더한다. 참깨, 케이퍼, 올리브, 석류씨, 피클 또는 말린 과일을 뿌리면 풍미와 영양이 좋아진다.

따뜻한 음식

좋아하는 음식을 한 번에 많이 만들어놓았다가 진공 보온병에 담아 가져가 일터에서 데워 먹는다.

- 집에서 만든 수프(렌틸콩, 채소, 땅콩호박)
- 스튜와 캐서롤 – 지방이 적은 단백질과 여러 채소를 사용한다.
- 칠리 콘 카르네 – 지방이 적은 소고기 다진 것을 사용하고 콩을 넣어 풍성하게 만든다.
- 라따뚜이
- 채소 프리타타(달걀흰자를 사용) 또는 크러스트 없는 키슈
- 커리(시금치와 병아리콩, 렌틸콩 달)

간식

가지고 다니는 간식

- 떡 – 가지고 다닐 수 있는 훌륭한 간식으로 아보카도, 연질치즈, 토마토 등과 함께해도 좋다.

- 생과일 – 생베리류가 가장 좋다.
- 자른 생채소와 요구르트 딥(요구르트에 레몬, 소금, 설탕, 생허브를 취향껏 넣는다)
- 얇게 썬 살코기 – 풀을 먹여 기른 소고기나 양고기
- 요구르트 – 가능하면 고단백 그리스식 요구르트 또는 아이슬란드의 스키르를 선택한다.
- 풋콩
- 네모나게 자른 콩테 치즈
- 설탕을 넣지 않은(소금으로 간한) 수제 팝콘(전자레인지용 제품을 사용하지 말 것)
- 신선한 생선 파테(아래에 나오는 고등어 파테 레시피 참고)
- 생선 통조림(식물성 기름이 아니라 소금물이나 토마토 소스에 절인 것)

고등어 파테

맛이 훌륭하고 영양가가 풍부한 점심, 전채요리 또는 간식이다. 미리 조리된 훈제 고등어(250g/팩 정도)를 구매해서 껍질을 제거한다. 믹서기에 크림치즈 120g, 잘게 썬 양파 약간(선택 사항), 홀스래디쉬 소스 1작은술, 레몬 제스트와 즙, 약간의 파슬리 또는 고수 잎을 넣는다. 파테가 되도록 휘젓고 작은 볼에 옮겨 담는다.

수제 플랫브레드(아래 참고) 및 잘게 썬 오이와 함께 낸다. 2인분 기준이다.

글루텐 프리 플랫브레드

클루텐을 함유하지 않은 플랫브레드는 코르동 블루Le Cordon Bleu에서 교육받은 글루텐 프리 파티시에 셰프 파비아나가 만든 요리다. 맛있고 식감이 좋다. 한 번에 많이 만들었다면 얼려서 보관해도 된다.

따뜻한 물(약 40°C) 1.2리터에 건조 효모 2분의 1작은술과 설탕 1작은술을 넣는다. 용해될 때까지 은박지로 덮어둔다(3분). 볼에 카사바 전분 150g, 쌀가루 100g, 귀리 가루 100g, 잔탄검 1작은술, 소금 1작은술을 넣고 섞는다. 달걀흰자 3개와 엑스트라버진 올리브유 20ml를 넣는다.

효모 물을 넣고 치대서 반죽으로 만들고 4~5덩어리로 나눈다. 각 반죽을 밀어 펴서 얇고 동그란 패티로 만들어 뜨겁게 달군 스킬렛이나 논스틱 프라이팬에 올리고(기름이 필요 없음) 각 면이 노릇해질 때까지 익힌다.

피클

피클은 많은 요리에 곁들이기 좋은 음식이다. 특유의 산미가 주요리의 맛을 높여준다. 집에서 쉽게 만들 수 있고 만든 지 한 시간 만에 먹을 수 있으며 냉장고에 넣으면 두 달까지도 보관할 수 있다. 일본에서는 일반적으로 다양한 수제 피클을 준비해놓고 골라 먹는다. 탄수화물로 인한 혈당 급상승을 무디게 하는 데 아세트산이 하는 훌륭한 대사 효과를 기억하라.

미니 오이, 당근, 양파, 양배추, 무, 생강 중에 골라서 얇게 썰고(채소가 더 조밀하거나 단단할수록 스며드는 데 오래 걸리기 때문에 얇게 썰어야 한다) 멸균된 재활용 병에 넣는다(추가로 할라페뇨나 통마늘을 취향껏 넣는다). 식초, 물, 설탕, 소금을 2 대 1 대 4분의 1 대 8분의 1 비율로 넣고 끓인다. 고수씨, 겨자씨, 통후추를 넣고 끓으면 맛을 본다. 혼합물 맛이 좋으면(신맛, 단맛, 짠맛이 한 번에 모두 느껴지면) 피클이 맛있을 것이다. 병에 넣고 밀봉한다.

저녁 간식

생채소 샤퀴테리 보드

저녁에 질이 떨어지는 음식으로 간식을 먹는 습관이 있는 사람들이 많다. 이에 대한 내 친구 사머의 해결책은 습관을 바로 포기하는 것이 아니라 건강하지 않은 간식을 건강한 간식으로 대체하는 방법이었다. 생채소는 맛있고 열량이 적으며, 건강에 좋은 파이토케미컬을 함유한다. 잘 차려진 채소 샤퀴테리 보드는 색상 조합이 좋다.

큰 나무 도마에 방울토마토, 셀러리, 채 썬 적양배추 또는 일반 양배추, 오이, 당근, 슈가스냅 완두콩, 미니 또는 일반 파프리카 등 자른 생채소를 배열한다. 소금과 후추를 취향껏 뿌리고, 직접 만든 랜치 드레싱과 함께 내면 좋다.

드레싱을 만들기 위해 전지방 요구르트(1컵)에 디종 머스터드(1작은술), 버터밀크(3분의 1컵), 차이브, 소금, 후추, 양파 분말, 마늘 분말, 말린 파슬리를 취향껏 섞는다. 반으로 갈라 속을 파낸 파프리카에 랜치 드레싱을 부어도 좋다.

식사

중동

양고기 코프타와 허브 스펠트

이 중동식 미트볼은 구수하고 새콤한 맛의 향신료인 수막sumac으로 풍미를 내고, 조리하기 쉽게 오븐에 구워 슈퍼곡물인 스펠트 위에 올려 낸다. 민트, 스프링 어니언, 토마토를 뿌리고 꾸덕한 그리스식 요구르트를 곁들이면 숨겨진 풍미가 요리 전체에 가득하다.

오븐을 고온으로 예열한다. 스펠트(120g 또는 머그컵으로 반 컵)를 냄비에 넣고 15~20분 동안 끓인다. 말린 크랜베리 한 줌과 마늘 한 톨을 잘게 썬다. 이것을 풀을 먹인 양고기나 소고기 반 팩(250g) 다진 것과 섞고 수막(1작은술), 빵가루(30g), 빻은 후추도 취향껏 넣는다. 만두 크기의 공이나 소시지 모양으로 나눠 오븐에 12~15분 동안 굽는다.

익은 토마토를 깍둑썰기하고 한 줌의 민트와 약간 더 적은 스프링 어니언을 잘게 썬다. 이것들을 물기 뺀 스펠트에 넣고 소량의 올리브유와 소금 및 후추와 함께 섞는다. 허브 스펠트를 완성했다.

소량의 올리브유와 소금 및 후추를 요구르트 큰 컵으로 3분의 1과 섞는다.

깔아둔 허브 스펠트 위에 고기 코프타를 담고 그 위에 요구르트를 올려서 낸다.

레바논

불구르 필라프

만들기 쉽고 맛있는 불구르밀[31] 레시피다. 불구르밀은 쌀을 대체하는 고단백 건강 곡물이며 비타민과 무기질, 그리고 건강에 좋은 파이토케미컬이 풍부하다. 원하는 대로 바꿀 수 있는 레시피이므로 주재료 병아리콩을 완두콩, 쿠르젯, 그린빈스 등으로 바꿔도 된다. 육류나 생선을 곁들이고 샐러드와 요구르트와 함께 내면 주요리의 일부로 훌륭하다. 그 자체로 먹어도 되는데, 올리브유를 조금 넣고 레몬즙과 파슬리 잎을 위에 뿌리기만 하면 된다. 다음 날 점심으로 가져가기에 적합하며 아침으로 먹어도 좋다.

올리브유를 두르고 양파를 갈색으로 변하기 시작할 때까지 부드럽게 볶는다. 깍둑썰기한 완숙 토마토 2~3개, 초록색 고추, 토마토 페이스트를 넣고 고추가 부드러워지고 토마토 페이스트 향이 날 때까지 저어준다(약 3~4분).

불구르밀 2컵, 신선한 큐민, 소금, 흑후추를 넣고 불구르가 완전히 코팅될 때까지 섞어준다.

병아리콩(또는 얇게 썬 그린빈스 또는 쿠르젯) 1컵을 넣고 저어준다.

냄비의 불을 끄고 따뜻한 물(또는 육수) 3컵을 넣고 뚜껑을 덮은 다음에 10분 동안 그대로 둔다. 잘 휘저어서 부풀린 다음에 고명을 올

---

31 불구르밀은 깨진 통밀을 끓여서 만든 곡물이다. 밀의 통곡물을 사용해서 영양소가 제거되지 않은 상태이며 배아, 배유, 겨를 함유한다. 그래서 배유만 함유해 영양가가 적은 보통의 흰색 밀가루보다 단백질, 비타민, 무기질 함량이 높다.

린다.

서빙 팁: 작은 반구형 볼에 필라프를 가득 채우고, 서빙 접시를 뒤집어서 볼 위에 올린 다음 한꺼번에 뒤집어서 접시를 똑바로 한다. 볼을 제거하면 깔끔한 반구형의 필라프가 남는다(밥을 낼 때도 같은 방식으로 할 수 있다). 여기에 파슬리, 레몬, 올리브유를 곁들이면 된다.

러시아/이탈리아

버섯 메밀 리조토

메밀[32]은 사람들이 아직 비만이나 과다한 서구형 질환으로 특별히 고생하지 않는 동유럽, 특히 러시아의 건강한 주식이다. 메밀의 맛과 건강에 좋은 이점을 이탈리아 리조토와 결합한 퓨전 음식이다. 이 요리법에서는 전통 이탈리아식 리조토보다 훨씬 덜 저어도 되고 더 빠르게 조리된다는 점에 주목하라.

잘게 깍둑썰기한 샬럿을 올리브유 2큰술에 넣고 부드러워질 때까지 볶는다. 잘게 썬 버섯 한 컵을 넣고 완전히 캐러멜화될 때까지 익힌다. 버터 한 조각을 넣은 후 입자가 굵은 볶은 메밀 2분의 1컵을 붓고 기름으로 완전히 덮일 때까지 저어준다. 채수 1과 2분의 1컵을 넣고 끓을 때까지 가열한다. 강판에 간 파마산 치즈 3분의 1컵을 넣고 리조토 농도로 졸아들 때까지 익힌다. 파슬리나 차이브로 장식한다.

---

32 메밀은 이름과 달리 밀과 관련이 없다. 대황과 관련된 식물에서 얻은 열매의 씨앗으로, 당연히 글루텐이 없다. 단백질, 섬유질, 필수 무기질 함량이 높다. 기분 좋게 은은하고 고소한 맛이 난다.

튀르키예

코반 살라타시(양치기의 샐러드)

일반적으로 중동에서 먹는 이 샐러드는 튀르키예에서 유래하나 그리스와 코카서스 지역에서, 특히 신선한 재료가 풍부한 여름에 인기가 있다. 튀르키예 양치기들은 체력을 유지하기 위해 토마토, 오이, 양파를 들판에 가져가 이 샐러드를 만들어 먹곤 했다.

오이 – 껍질을 벗기고 씨를 제거한 후 깍둑썰기

토마토 3~4개 – 깍둑썰기

빨간색 피망 – 깍둑썰기

무 3~4개 – 잘게 깍둑썰기

스프링 어니언 2개 – 잘게 깍둑썰기

파슬리 큰 다발 – 단단히 말아서 잘게 썰기

올리브유 3작은술, 레몬 1개 즙, 소금 1작은술, 후추 2분의 1작은술 – 입맛에 따라 첨가

모로코

모로코식 가지구이

가지의 윗부분과 아랫부분을 잘라내고 껍질을 세로 방향으로 벗겨 얼룩말 무늬를 만든 다음 2.5센티미터(1인치) 두께로 비스듬히 자른다. 자른 슬라이스 조각들을, 유산지를 깐 베이킹 트레이에 줄지어 놓고 소금과 후추로 양념한 후 그위에 올리브유를 뿌린다. 고온에서 중간에 뒤집어주며 15분간 굽는다.

볼에 잘게 썬 파슬리, 고수, 딜, 잘게 깍둑썰기한 딜 피클(게르킨) 약간, 붉은 고추를 넣고 얇게 썬 마늘 2쪽, 소금, 후추를 입맛에 따라 넣고 갈색 설탕, 빻은 큐민, 엑스트라버진 올리브유, 화이트와인 식초를 조금 넣어 섞는다. 15분간 재워둔다.

구운 가지를 큰 접시에 놓고 샐러드로 덮는다. 냉장고에서 1시간 식힌다.

소말릴란드

양고기 마라크

마라크는 소말릴란드와 예멘에서 전통적으로 만드는 맛있는 국물이다. 고기를 완전히 익히려면 시간이 좀 걸리지만 실제 준비 시간은 짧다. 모든 재료를 냄비에 넣고 끓이면서 졸아붙지 않도록 확인하기만 하면 된다. 영양가가 매우 높다. 정육점 주인에게 뼈에 붙은 양고기를 주사위 모양으로 썰어달라고 부탁하라.

주사위 모양으로 썬 (뼈에 붙은) 양고기 어깨살, 잘게 썬 양파 1~2개, 양배추, 당근, 스프링 어니언, 초록색 또는 빨간색 피망, 으깬 마늘 3쪽, 신선한 향신료(큐민·흑후추·강황 각각 2분의 1작은술, 카다멈 꼬투리와 정향 약간, 월계수 잎, 소금 취향껏)[33], 생칠리(선택 사항)를 냄비에 넣고 재료가 잠기도록 물을 붓는다.

---

33 갓 빻은 고수 외에도 향신료는 선택 사항이므로 취향껏 넣으면 된다. 모두 구할 수 없더라도 걱정하지 말라.

끓을 때까지 가열한 후 불을 줄인다. 졸아붙지 않도록 자주 확인하고 표면에 모이는 거품을 수저로 걷어낸다. 양고기가 거의 익으면(1~2시간) 크게 썬 감자와 갓 으깬 고수 씨앗(1티스푼)을 넣는다. 30분 더 익힌다.

10분 동안 식힌 후 먹는다. 그 자체로 먹어도 맛있고 플랫브레드나 샐러드를 곁들여도 좋다.

프랑스

레몬 뵈르를 곁들인 생선

레몬 소스를 곁들인 정통 프랑스식 생선 요리다.

레몬 뵈르를 만들기 위해 얇게 썬 샬럿과 엄지손가락 크기의 생강을 볶는다. 양파가 캐러멜화하고 있을 때 화이트와인 반 잔으로 디글레이징deglazing한다. 소금과 후추를 취향대로 넣는다. 레몬 반 개로 즙을 짠다. 싱글 크림 한 컵을 넣는다. 컵에 옥수수 전분 1작은술을 넣고 물에 녹여 소스에 넣는다. 소스가 걸쭉해질 때까지 버터 큐브를 넣는다. 샬럿과 생강의 풍미를 끌어올리기 위해 믹서기로 섞는다.

어떤 종류의 바다 생선이든 사용할 수 있다. 생선에 미리 소금을 뿌린 후 올리브유를 얇게 문질러 바르고 밀가루와 파프리카 가루를 섞어 입힌다. 버터와 소량의 올리브유를 넣은 프라이팬에서 생선이 완전히 익을 때까지 굽는다. 레몬 뵈르 소스를 곁들이고 딜과 레몬으로 장식해서 낸다.

인도

카다멈 라이스와 라이타를 곁들인 파니르(또는 고기) 잘프레지

걸쭉한 토마토 베이스에 캐러멜화된 양파와 초록색 고추를 혼합하는 이 버전은 노릇하게 구운 파니르 치즈를 사용한다. 버터를 넣은 카다멈 라이스와 요구르트 라이타가 함께 제공된다. 파니르 치즈는 칠리의 효과는 물론이고, 오메가-3 대 오메가-6 지방산 비율이 건강해서 인체 대사에 좋은 영향을 줄 것이다! 파니르 대신에 풀을 먹인 양고기나 소고기를 사용해도 된다.

올리브유를 두르고 한입 크기의 파니르(또는 고기) 큐브 200g을 바삭하면서 노릇해질 때까지 4~5분간 굽는다. 파니르를 접시에 옮기고 얇게 썬 양파, 소금 1작은술, 설탕 2작은술을 캐러멜화될 때까지 볶는다. 얇게 썬 초록색 단고추를 넣고 부드러워질 때까지 익힌다. 잘게 썬 신선한 생강, 마늘 2~3쪽, 칠리 페퍼 또는 칠리 플레이크 2분의 1티스푼, 커리 분말 1큰술을 넣고 채소가 코팅될 때까지 볶는다. 토마토 페이스트 약 30~40g, 얇게 썬 토마토 2개, 채수 큐브와 섞은 뜨거운 물 300ml를 넣는다. 파니르를 넣고 소스가 졸아들면서 생토마토가 부드러워질 때까지 익힌다.

카다멈 꼬투리 6개를 칼 옆면으로 으스러뜨려 올리브유와 넉넉한 버터를 넣은 소스팬에 볶는다. 바스마티 쌀 120g을 넣고 쌀이 버터로 코팅될 때까지 휘젓는다. 찬물 300ml를 넣고 끓을 때까지 가열한다. 끓는 물의 표면이 쌀 윗면에 이르면 불을 줄이고 뚜껑을 덮는다. 이제는 쌀에 신경쓰지 않아도 되며 커리가 익으면 완성이다.

라이터를 만들기 위해 잘게 깍둑썰기한 오이, 잘게 썬 생고수 한 다발, 레몬즙, 전지방 그리스식 요구르트, 소금, 설탕을 취향대로 함께 섞는다.

페루

퀴노아와 요구르트를 곁들인 우둔살 스테이크

단백질과 섬유질이 풍부하며 건강에 좋은 이 음식은 바쁜 하루를 보낸 후 먹으면 더할 나위 없이 좋다. 생기 있는 치미추리 요구르트(파슬리, 고수, 칠리, 마늘, 레몬을 가득 넣은)를 단백질이 풍부한 스테이크, 퀴노아, 신선한 채소와 함께 먹으면 맛있다.

퀴노아 70g을 물에 넣고 끓인 후 불을 줄이고 물이 퀴노아에 흡수될 때까지 18~20분간 가열한다.

냉장고에서 우둔살, 등심 또는 안심 스테이크 2덩이를 꺼내 양면을 소금으로 밑간한다. 스테이크를 가볍게 두드려 물기를 제거하고 올리브유와 큐민 분말을 입힌다. 스테이크를 아주 뜨겁게 예열한 프라이팬에서 굽는다(스테이크에 기름기가 많으므로 기름을 넣을 필요가 없다). 각 면을 미디엄 레어의 경우 2분씩, 미디엄 내지 웰던의 경우 3~4분씩 굽는다. 스테이크를 도마에 올려놓고 레스팅한다. 내기 전에 스테이크를 가늘고 길게 자른다.

토마토 살사를 만들기 위해, 4등분한 방울토마토 125g를 잘게 썬 스프링 어니언과 섞고 올리브유 2분의 1큰술과 소금 적당량을 넣는다.

치미추리 요구르트를 만들기 위해, 신선한 고수와 파슬리 한 줌, 마늘 한 쪽, 매운 붉은색 칠리 페퍼(씨를 제거한)를 잘게 썬 다음에 절구와 공이를 사용해 페이스트로 으깬다(물을 약간 넣는다). 이 혼합물을 전지방 그리스식 요구르트 80g과 생레몬즙에 넣고 저어준다.

아보카도를 껍질과 씨를 제거한 후 얇게 썬다.

스테이크 슬라이스, 토마토 살사, 요구르트, 아보카도를 퀴노아 위에 올리고 레몬 한 조각으로 장식한다.

미국

뉴잉글랜드 생선 차우더

'차우더chowder'라는 단어는 프랑스어 '쇼드레chaudière'에서 유래했는데, 스튜와 수프를 끓일 때 사용하는 커다란 냄비를 뜻한다. 이 요리 버전은 간단하고 필요에 따라 얼마든지 응요할 수 있다. 구할 수 있는 채소로 바꿔서 만들어도 된다.

버터를 넣은 소스팬에 잘게 썬 양파 1개와 당근 2~3개을 넣고 부드러워질 때까지 볶는다(여기에 짭짤한 감칠맛을 더하기 위해 훈제 베이컨을 잘게 썰어 넣어도 된다). 잘게 썬 큰 감자 3개, 스위트콘(냉동 또는 통조림), 생선 육수 1컵, 월계수 잎 1장을 넣고 소금, 빻은 후추, 파프리카 가루를 취향대로 넣는다. 감자가 잠길 정도로만 냄비에 물을 넣는다. 끓을 때까지 가열하고 약한 불에서 15분간 뭉근히 끓인다. 액체가 끓지 않을 정도로 불을 낮추고 싱글 크림 또는 우유 1컵을 넣는다. 차우더가 걸쭉해질 때까지 저어준다. 얇게 저민 대구살 2조각을 넣고 보통 5분 정도 끓여 완전히 익힌다(바다에서 나는 어떤 흰살생선이라도 사용할 수 있으며 조개나 갑각류도 넣을 수 있다). 조리가 끝나면 잘게 다진 파슬리를 넣고 저어서 낸다.

중국

호편 국수

맛있고 포만감을 주며 영양가 있는 이 식사는 15분 만에 준비할 수 있다. 호편 국수는 납작하게 생긴 국수다. 본래의 맛에 더 가깝게 하려면 건조된 면보다는 생면을 구입하라.

올리브유를 두른 웍에 잘게 썬 양파와 단고추를 넣고 부드러워질 때까지 3~4분간 볶는다. 곱게 다진 생생강과 생마늘을 취향껏 넣는다. 청경채를 넣고 섞는다. 채소를 웍의 한쪽으로 밀어놓고 다른 쪽에서 달걀흰자 3개를 저어가며 익힌다. 이것을 채소와 섞고, 넓적한 생면 쌀국수를 넣는다. 약간의 참기름, 쌀식초, 피쉬소스, 간장, 소량의 물을 끼얹는다. 국수가 익을 때까지 센 불에서 볶는다.

참깨와 파를 고명으로 얹어 낸다.

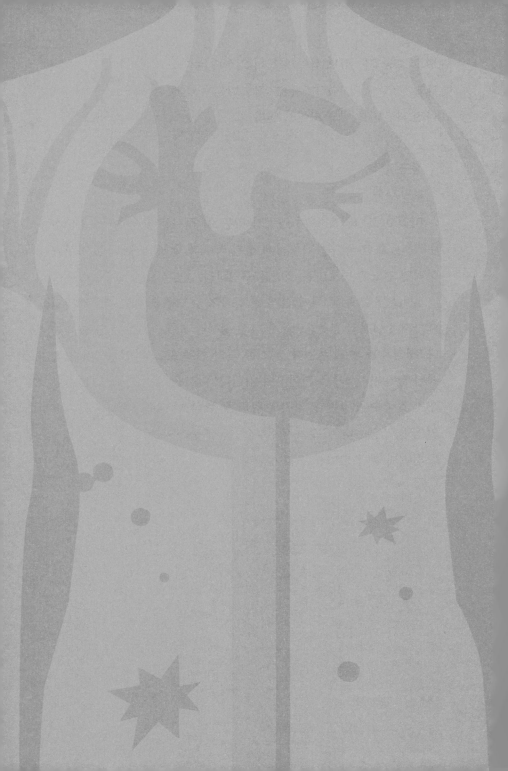

마지막으로

13장 | 체중감량제를 먹어야 할까

체중감량제의 장점과 단점, 다시 장점

"챔피언은 체육관에서가 아니라 열망, 꿈 비전처럼 내면 깊은 곳에서 만들어진다."

무하마드 알리

런던 할리 스트리트 체중 감량 클리닉, 2023년 1월

스콧은 수년간 체중과 씨름해왔다. 할리 스트리트에 있는 내 개인 클리닉에서 그와 처음으로 상담할 당시에 그는 거의 공황 상태였다. 스콧은 과체중이지만 탄탄한 몸을 가진 40대 미국 남성이었다. 그는 과거에 심한 비만이었다며, 열대 휴양지에서 특대형 반바지와 하와이안 셔츠를 입고 어색하게 포즈를 취하고 있는 모습의 흐릿한 사진을 휴대폰으로 보여주었다. 적어도 130kg은 되어 보였다. 그는 다시 사진 속 남자처럼 될까 봐 두렵다고 말했다.

문제는 극심한 식욕이었다. 스콧은 '의지력'이 무너지면 체중이 급격히 늘어날 것을 알기에 오랫동안 공허한 느낌을 안고 살아야 했다. 그는 장시간 업무에 집중해야 하는 IT 기업을 운영하고 있었는

데, 배고픔이 집중력을 떨어뜨려 생산성에 영향을 미치는 일이 잦았다. 해결책은 거의 매일 아침 과격한 운동을 하는 것이었다. 그는 사무실에 가기 전 헬스장에서 격렬한 운동을 한 시간씩 했다. 운동을 마치고 나면 체중 증가에 대한 두려움 없이 음식을 만족스러울 만큼 먹을 수 있었고, 그렇게 배고픔을 달래고 나면 직장에서 집중력과 생산성이 높아졌다. 그는 이 방법으로 2년 넘게 가까스로 체중 안정성을 유지하고 있었다.

곧 그에게 닥칠 문제는 아내가 임신 중이라는 사실이었다. 한 달 후에 첫 아이가 태어날 예정이었고, 스콧은 당연히 아내와 함께 육아를 해야 한다는 사실을 알고 있었다. 그러면 헬스장에 갈 수 없을 것이고 밤에 잠도 잘 못 자게 될 테니 스트레스를 많이 받을 것이 분명했다. 그는 자신을 잘 알고 있었기에, 그런 환경에 놓이면 억제할 수 없는 배고픔에 굴복해 흐릿한 사진 속 남자처럼 다시 빠르게 변하리라고 직감했다.

스콧은 내 책 『식욕의 과학』을 읽었기 때문에, 체중이 뇌의 무의식 영역에 의해 제어된다는 사실을 알고 있었다. 식욕과 신진대사가 체중 균형에 영향을 미치는 중요한 요소라는 점도 이해했다. 그는 고민 끝에 최근 새로운 계열의 체중감량제인 오젬픽Ozempic과 마운자로Mounjaro 같은 GLP-1 작용제[34]에 대해 인터넷에서 많은 정보를 검색했

---

34 GLP란 식사 후 장에서 분비되어 혈당을 조절하는 호르몬인 글루카곤 유사 펩타이드 (glucagon-like peptide)로, 작용제(agonist)는 호르몬과 유사한 방식으로 작동하는 약을 의미한다.

고, 곧 자신에게 닥칠 문제를 이 약으로 해결할 수도 있겠다는 결론을 내린 상태였다. GLP-1 작용제란, 장이 음식을 감지했을 때 혈류로 분비하는 천연 호르몬의 유사체, 즉 복사본에 해당한다. 이 작용은 대개 음식을 먹기 시작한 지 15~30분 정도 후에 일어나며, 그만 먹어야 할 때라고 뇌에 알리는 자연스러운 신호다. 만약 이 신호가 장에서 뇌로 전달되지 않는다면, 우리는 언제 그만 먹어야 하는지 알 수 없을 것이다.

GLP-1은 혈액을 타고 이동하다가 뇌에 있는 체중 조절 센터(시상하부)에 도달한다. 그러면 우리 몸은 포만감을 느끼기 시작하는데, 이는 물리적으로 배가 가득 차 불편하게 배부른 느낌이 아니라 뇌에서 유발된 감각에 의한 것이다. GLP-1은 마치 두 시간 정도 성대한 파티를 즐기고 난 후에 느낄 만한 포만감과 유사한 느낌을 위에 전달하고, 우리는 더 이상 음식에 관심이 없어진다. GLP-1 호르몬은 1980년대 중반에야 발견되었지만, 아마 우리의 할머니들은 포만감 반응에 익숙할 것이다. 체중 조절에 도움을 주는 미신 중에, 식사 15분 전에 사과를 먹으라는 말이 있다. 이 조언은 단순히 미신이 아니라 과학적 근거가 있는 이야기다. 사과에 포함된 섬유질이 장에서 GLP-1 분비를 자극하기 때문에, 식욕이 감소해 자연스럽게 음식을 덜 먹게 되는 원리다.

GLP와 당뇨병

나는 스콧에게 GLP-1 작용제가 식욕을 억제할 뿐 아니라 인슐린에도 상당한 영향을 준다고 알려주었다. 이 약제를 흡수하면 인슐린 '효율성이 높아져' 인슐린 요구량이 감소한다. 앞서 배웠듯 인슐린이 너무 많으면 천연 '날씬 호르몬'인 렙틴의 작용을 방해해 체중 증가를 유발할 수 있다. 몸에 지방이 과다하게 비축되면 혈류에 순환하는 렙틴 농도가 올라간다. 정상적인 환경에서는 뇌가 높은 렙틴 농도를 '연료 탱크가 가득 찼다'는 신호로 읽어 식욕을 떨어뜨리고 신진대사를 활발하게 해서 체중이 자연히 제어된다. 하지만 (대개 고당·정제 탄수화물 위주의 식사를 하고 간식을 너무 많이 먹어) 혈류에 순환하는 인슐린이 너무 많으면 렙틴 신호가 차단되어 뇌는 연료 탱크가 비었다고 여긴다. 그 결과 식욕이 늘고 대사가 느려지며 체중이 증가하게 된다. GLP-1이 혈류에 순환하면 인슐린이 더 효율적으로 일해서 더 적게 필요해지므로, 렙틴 신호가 차단되지 않고 본연의 체중 조절 시스템이 회복된다. 그렇게 GLP-1 작용제는 '식욕을 떨어뜨릴' 뿐만 아니라 '인슐린에 유익한 영향'을 끼쳐 체중 감소 효과를 가져오는 것이다.[35]

사실 GLP-1 작용제의 초기 버전은 제2형 당뇨병을 치료하는 목

---

35 위우회술 같은 비만대사 수술을 받고 나면 천연 GLP-1이 장에서 과다하게 분비된다. 그래서 이런 수술을 받고 나면 체중 감소를 경험하고 당뇨병 환자도 증상이 호전된다.

적으로 사용되었다. 그런데 인슐린과 식욕에 미치는 영향 때문에, 이 약을 투여받은 많은 과체중 또는 비만 환자가 별다른 노력 없이도 체중이 감소하는 것이 발견되었다. 제약회사들은 이 부작용이 체중 감량 시장에서 막대한 수익을 낼 수 있겠다고 생각해, 순전히 비만 치료를 위한 새로운 버전의 약을 정제해 출시했다. 이것이 바로 오젬픽 또는 위고비Wegovy(세마글루타이드), 그리고 더 최근에 나온 마운자로(터제파타이드)[36]다. 이 약들은 다양한 이름으로 알려져 있으며, 일반적으로 주 1회 피하 주사로 투여된다. 이 약을 투여받은 미국인 4만 1,000명 이상을 대상으로 한 최근 실사용 데이터[37]에 따르면, 6개월 후와 12개월 후의 전체 체중 감소율은 세마글루타이드를 투여받은 사람이 각각 6퍼센트와 8퍼센트, 터제파타이드를 투여받은 사람은 각각 10퍼센트와 15퍼센트였다. 흥미롭게도 제2형 당뇨병이 없는 사람이 당뇨병 환자보다 유의미하게 더 큰 폭의 체중 감량을 경험했다.

나는 스콧에게 이 작용제가 대체로 내약성이 좋지만 그에게 맞는 적절한 용량을 찾아줄 필요가 있다고 설명했다. 식욕이 없어질 때까지 매달 서서히 용량을 늘려야 한다. 적절한 용량을 투여받은 사람

36　마운자로는 GLP-1뿐만 아니라, 음식에 반응해 장에서 자연히 분비되는 호르몬인 GIP(위억제 펩타이드)라는 두 번째 장 호르몬도 함유한다. GIP는 위산 분비를 억제하며 인슐린 기능도 개선한다.

37　P.J. Rodriguez 외 연구진, '과체중 또는 비만 성인에서 세마글루타이드와 터제파타이드의 체중 감량 효과를 비교', 『미국의사협회저널 내과학회지(JAMA Internal Medicine)』, 2024년 7월 8일

은 대부분 하루에 한두 번의 소량 식사만으로도 충분하다고 느낀다. 여전히 배고픔을 느낀다면 용량이 너무 적은 것이고, 뱃멀미 느낌처럼 불쾌하게 강한 메스꺼움을 경험한다면 용량이 너무 많은 것이다. 나는 그에게 체중 감량 줄다리기를 상상해보라고 말했다. 식단 조절과 헬스장 팀이 (체중을 줄이기 위해) 한쪽에서 당기고, 신진대사 저하와 배고픔 호르몬 강화 팀이 (체중을 다시 증가시키려) 반대쪽에서 줄을 당기고 있다. 만약 배고픔 호르몬 강화 팀의 끌어당기는 힘이 약해진다면, 이 줄다리기에서 감량 쪽이 쉽게 승리할 것이다. 이 약이 바로 이런 방식으로 효과를 발휘한다.

우리는 스콧에게 이 요법을 실시하기로 하고 용량을 점차 늘려가기로 했다. 스콧은 처방전을 받고는 나와 악수하며 안도의 표정을 지었다. 석 달 후에 나는 경과를 확인하기 위해 스콧을 진찰했다. 그는 큼직한 진료실 의자에 편안히 앉아 환하게 웃으며 내게 고마움을 전했다. 스콧은 분명 어느 정도 살이 빠졌고, 난생처음으로 정상 체질량지수(BMI)에 도달했다. 실제로도 날씬해 보였다. 그는 딸이 태어나서 기쁘다며, 예상대로 밤에 잠을 잘 못 잔다고도 말했다. 그는 이제 주말에만 헬스장에 가지만, 예전처럼 극심한 배고픔으로 집중력이 흐트러지는 일 없이 하루를 견뎌낼 수 있었다. 그는 체중과 벌이는 싸움을 이 약이 훨씬 더 수월하게 해준다며 기뻐했다. 우리는 6개월 더 투약을 지속하기로 했다.

안타깝게도 2023년 봄에 GLP-1 작용제의 전국적 부족 현상이 있었다. 체중 감량을 원하는 사람들 수요가 급증하면서 정작 당뇨병 환자들이 이 의약품을 구하기가 더 어려워졌다. 영국 보건부는 안내문을 배포해 현재의 부족 현상을 설명하고, 모든 체중 감량 클리닉에 당뇨병 환자에게만 GLP-1 작용제를 처방하라고 지시했다. 우리는 체중 감량을 목적으로 이 약을 투여받던 20여 명의 환자에게 이메일을 보내, 해당 약을 더는 처방할 수 없다고 설명했다. 의사동료 나탈리는, 약의 효과를 경험하고 기뻐하다가 다시 약 없이 살아갈 생각에 불안해하며 괴로워하는 환자들을 대하느라 끔찍한 일주일을 보냈다. 스콧 역시 심란해했고, 정신 건강을 이유로 들며 계속 처방해달라고 간곡히 부탁했다.

넉 달 후, 제약회사들이 생산량을 서서히 늘리면서 GLP-1 작용제의 공급량이 회복되었다. 우리는 보건부로부터 체중 감량 목적의 처방을 재개해도 된다고 통보받았다. 일주일 후 스콧이 클리닉을 찾아왔다. 지난 4개월 동안 일어난 그의 외모 변화는 충격적이었다. 그는 체중이 30kg 정도 늘어서 이제 110kg이었다. 자신의 예전 체중에 거의 도달해가고 있었다. 스콧은 식욕이 어떤 식으로 맹렬하게 돌아왔는지를 설명했다. 헬스장에 갈 수 없었고, 집중력을 유지하려 근무 시간 내내 간식을 먹었다고 했다. 식욕이 돌아온 후, 체중 감량 줄다리기에서 체중 재증가팀이 승리를 거뒀다.

체중감량제를 중단한 후에 일어나는 일

많은 환자가 약을 중단한 후 스콧과 비슷한 문제를 겪었다고 보고했다. 연구에 따르면, 급속한 체중 재증가는 GLP-1 투여를 중단하는 환자에게 실제로 나타나는 문제로 밝혀졌다. 평균적으로 사람들은 약을 끊은 지 1년 이내에, 감량한 체중의 최소 3분의 2 만큼 다시 살이 찐다. 장기적인 체중 재증가에 대한 데이터는 없지만, 내 예상에는 결국 체중이 투여 전 수준에서 정착하거나 오히려 그보다 더 높은 수준에서 자리잡을 수도 있다.

다시 늘어난 체중은 복부에 더 쉽게 축적되는 경향이 있어서, 지방이 복부의 장기 주변에 쌓이며 복부 비만 체형을 만든다. 이 부위에 지방이 축적되면 당뇨병, 고혈압, 고콜레스테롤혈증, 심장질환의 발병 위험이 증가하는 것으로 알려져 있다. GLP-1 작용제를 중단한 뒤 체중이 다시 증가하면, 그야말로 체형이 바뀌고 치료를 시작하기 전보다 건강이 더 나빠진다.

제약회사들은 체중 재증가를 막기 위해 이 치료를 평생 유지하라고 권장한다. 현재의 문제는, 일단 투약을 시작하면 줄어든 체중을 유지하려고 계속 약에 의존하게 된다는 점이다. 이런 상황은 막대한 이익을 벌어들이는 제약회사로서는 기쁜 일이겠지만,[38] 약값으로 한 달에 약 150파운드(달러로는 한 달에 1,000달러)를 지불해야 하

---

38 글로벌 GLP-1 시장은 2024년에 470억 달러의 매출이 발생할 것으로 추정된다.

는 소비자에게는 큰 부담이다. 게다가 가장 큰 문제는 이 작용제의 장기적인 부작용은 아직 아무도 모른다는 점이다. 미국 식품의약국(FDA)이 2005년에 라이선스를 부여했으므로 이 작용제가 시중에 유통된 기간은 고작 20년이 채 되지 않는다. 10년, 20년 또는 30년 동안 투여했을 때 인체에 어떤 영향을 미칠지는 알 수가 없다. 이 약을 오랫동안 투여받은 많은 사람이, GLP-1 작용제로 위 배출이 지연되면서 입에서 유황 냄새 같은 불쾌한 구취가 발생했다는 보고가 있다. 의학적인 부작용도 문제지만, 음식이 가져다주는 즐거움을 누리지 못한 채 평생 식욕 없이 살아가는 삶도 상상하기 힘들다.

결국 기적의 체중 감량 주사는 처음 등장했을 때만큼 기적적이지는 않은 것 같다. 비용 부담, 체중 재증가, 불쾌한 부작용, 평생 투여의 필요성, 그리고 장기적 건강 위험에 대한 불확실성은 실제로 우려되는 문제들이다.

GLP-1 작용제를 중단한 후 체중 재증가와 함께 나타나는 문제는, 식욕을 되찾으면서 대체로 치료 이전과 비슷한 식습관과 생활 방식을 다시 시작한다는 점이다. 환자들은 먹고 싶은 충동과 싸우려 단기적으로 노력할 수는 있지만, 데이터에서 볼 수 있듯 대개 성공하지 못한다. 체중이 몸에 의해 어떻게 조절되는지를 제대로 이해하지 못하기 때문에, 이 약물 치료도 여느 단기 식이요법처럼 실패로 끝나게 된다. 사람들은 들어오는 열량과 나가는 열량에 집중하지만, 이런 방식은 결국 실패로 이어진다. 이 책에서 배웠듯, 꾸준한 체중 감량은 몸의 체중 설정값을 지배하는 신호를 이해할 때에만 가능하다. 이 신호에는 스트레스 수준과 수면의 질 그리고 음식의 종류가 포함된다. 아울러 우리는 뇌가 우리의 생활 방식을 제어하기 위해 습관을 형성하기를 좋아하며 한번 형성된 습관은 바꾸기 어렵다는 사실도 배웠다.

빠르면서도 오래가는 변화

이 책은, 체중을 영구적으로 감량하려면 체중 설정값을 서서히 재설정하는 방식이 필요하다고 조언한다. 하지만 많은 사람이 빠른 결과를 원한다. 쉽게 받아들이기 어려운 사실은, 빠른 체중 감량과 영구적 체중 감량이 함께 가지 않는 경향이 있다는 것이다. 내 경험에 따르면, 더 극단적으로 식이요법을 해서 더 빨리 체중을 감량할수록 그 체중이 오래 유지될 가능성이 낮아지고 요요 현상도 더 빨리 찾아온다. 초저열량 식사 대용식 프로그램인 라이터라이프 (LighterLife)는 이를 보여주는 대표적인 사례다. 하지만 비교적 빠른 체중 감량을 가능하게 하는 GLP-1 작용제에 이 책의 조언을 '함께' 적용한다면, 장기적인 체중 재설정까지 이어지는 해결책이 될 수 있다. 이렇게 두 접근법을 결합하면 약을 중단했을 때 나타나는 체중 재증가가 일어나지 않으므로, 약을 장기적으로 투여받지 않아도 될 것이다. 그러면 환자들은 재정적 부담뿐만 아니라 불쾌한 부작용, 그리고 장기적 안전성에 대한 불확실성에서도 벗어날 수 있다.

우리는 이 새로운 GLP-1 작용제를 현명하게 이용할 수 있다. 체중 감량을 위해서뿐만 아니라 더 중요하게 영구적 체중 재설정을 위한 성배인 식사 패턴, 습관, 생활 방식의 변화를 수월하게 해주는 도구로도 활용 가능하다. 설탕이나 가공식품을 포기하기는 쉽지 않다. 생각 없이 밤에 먹는 습관을 멈추거나 스트레스성 음식 섭취를 멈추는 것도 쉬운 일이 아니다. 하지만 GLP-1 작용제는 이런 장기적 변화가 짧은 기간 안에 훨씬 더 쉽게 자리잡도록 도와준다. 이 약은 변화를 쉽게 해주므로 바로 이런 방식으로 사용되어야 한다. 건강한 식습관이 수개월 동안 계속되면 뇌에 습관으로 고정되며, 정상적이지 않던 예전의 렙틴 시스템이 다시 제대로 기능할 것이다. 그렇게 되면 더 건강하면서 지속 가능한 습관이 정착되어 체중 재증가를 막기가 훨씬 더 쉬워질 것이다.

영구적 체중 재설정을 위해 GLP-1 작용제를 이용하는 방법

치료 기간

GLP-1 작용제를 1년 동안 계속 투여할 것을 권장한다. 이렇게 하면 체중의 최소 15퍼센트를 감량하고 그 체중을 몇 달 동안 안정적으로 유지할 시간을 확보하게 된다. 또 12개월이면 나쁜 습관을 좋은 습관으로 바꾸고, 평소에 먹는 음식과 집에 보관하는 식품 유형도 완전히 바꿀 수 있을 것이다. 식단 변화가 여러 달에 걸쳐 안정되고 나면, 치료를 시작한 시점과 비교해 몸 상태와 신진대사가 크게 달라진다. 약을 중단하기에 앞서 몸이 본연의 체중 조절 시스템을 다시 활성화한 상태로 돌아갈 것이다.

용량 줄이기

1년의 끝에 가까워지면 치료의 마지막 3~4개월 동안에는 약의 용량을 줄이라고 조언하고 싶다. 약의 용량을 줄이면 그 영향으로 식욕이 다시 증가할 수 있다. 그러면 당신은 식사가 기다려지고 아마 음식을 더 많이 먹기 시작하겠지만, 이 책에 나와 있듯 렙틴 신호를 차단하는 식품을 계속 멀리한다면 체중이 크게 느는 일은 없을 것이다. 요요 현상 없이 음식을 즐기고 음미할 수 있다는 자신감이 생길 것이다.

몸과 마음이 체중에 어떤 식으로 영향을 미치는지 이해하기

GLP-1으로 치료를 시작한 처음 몇 주 동안, 체중이 어떻게 설정되는지를 스스로 공부하라. 이 책의 내용이 아직 익숙하지 않다면 반드시 익숙해져야 한다. 나의 첫 책『식욕의 과학』을 읽어보는 것도 권장한다. 이 책에서는 체중 설정값, 식품 환경의 특징과 발생 과정, 영양학적 지침 등을 과학적으로 더 깊이 들여다본다.

체중 설정값은 뇌가 몸에 원하는 체중이다. 그것은 뇌가 음식과 수면 패턴, 스트레스 수준으로부터 전달받는 신호로 결정된다. 이 신호를 변화시키면 체중 설정값을 아래쪽으로 이동할 수 있다. 만약 약을 투여받는 동안에 체중 설정값을 실제로 낮춘다면, 약을 중단했을 때에도 체중이 더 건강한 새 설정값에 머물 것이다. 뇌가 이 새로운 체중을 원하므로, 열량을 계산하거나 몹시 배고파하면서 고군분투할 필요가 없다.

익숙해져야 하는 주제들을 체크리스트로 정리했다(일부 사항에 대해서는 아래에서 더 자세히 다룰 것이다).

1. 뇌가 '체중 설정값'을 계산하는 방법
2. 천연의 체중 조절 호르몬 '렙틴'이란 무엇이며, 렙틴이 어떤 식으로 '인슐린'에 의해 차단되는가?
3. '설탕과 정제 탄수화물'처럼 인슐린을 증가시키는 식품을 멀리해야 하는 이유*
4. '간식 섭취'처럼 인슐린을 증가시키는 식습관 유형
5. '인슐린 기능'을 돕기 위해 오메가-3와 오메가-6의 균형을 맞추는 일의 중요성
6. 식물성 유지, 패스트푸드, 가공식품처럼 '오메가-6'를 과도하게 함유한 식품을 멀리해야 하는 이유*
7. 생선과 목초 사육 육류처럼 건강한 오메가-3 함유 식품을 많이 섭취해야 하는 이유*
8. 스트레스가 '코르티솔'을 통해 체중 증가에 미치는 영향
9. 음식에 의존하지 않고 '스트레스'를 조절하는 방법
10. 체중 감량에서 '건강한 수면'의 중요성
11. 건강한 수면을 도우려 저녁에 '멜라토닌'을 증가시키는 방법
12. '신진대사'가 설정 체중을 유지하기 위해 열량 제한과 운동에

적응하는 방식

13. 뇌의 보상 경로가 달콤하고 자극적인 색상의 식품을 선호하여 과잉 섭취를 유도하는 방식

14. '초가공식품'은 무엇으로 만들어지고 건강에 어떤 위험을 주는가?

15. 뇌가 어떤 방식으로 '습관'을 형성해서 생활을 단순하게 유지하는가?

16. 나쁜 습관을 좋은 습관으로 바꾸는 방법

17. '배고픔'과 '갈망'을 해결하는 방법

18. '피해야 할 음식'과 '먹어야 할 음식'

19. '주방을 정리하고 주방에 필요한 재료를 갖추는' 방법

20. 기본적인 '조리 기술'

이 학습 사항들을 숙지하고 나면, 긍정적 변화를 위한 핵심 지식을 갖추게 되고, 미래에 대한 열정도 샘솟을 것이다. 이제 다양한 식품을, 그것이 우리 몸에 어떤 일을 하고 대사 과정에 어떤 영향을 주는지의 관점에서 바라보기 시작하게 된다. 자연스럽게 가공식품이 싫어진다. 건강에 해로운 습관들을 알아차리고, 이 습관을 어떻게 더 건강한 습관으로 바꿀 수 있을지 계획하기 시작할 것이다.

본연의 체중 조절 시스템 되찾기

지방량에 비례해 분비되는 렙틴 호르몬은 몸을 건강한 체중으로 유지하게 해주는 역할을 한다. 그러나 비만으로 고생하는 사람의 경우, 인슐린이 렙틴 신호를 차단한다. 평균 인슐린 수치가 낮아지면 신호가 차단되지 않으므로, 투약을 중단했을 때 힘들이지 않고도 건강한 체중을 유지할 것이다. 음식, 수면, 스트레스는 모두 인슐린 수치에 영향을 준다.

음식

혈당 부하 재설정하기

탄수화물은 섭취되었을 때 포도당으로 분해된다. 식품마다 함유된 포도당의 양을 '혈당 부하'라고 한다. 서구식 식생활을 하는 사람 대부분은 일일 혈당 부하가 약 300g/day이지만, 이는 너무 높아서 고인슐린혈증을 유발한다. 식단과 먹는 방식을 변화시키면 100g/day보다 적게 섭취하는 습관을 들이기가 비교적 쉽다.

GLP-1 치료를 시작하기 전에 자신의 평균적인 일일 혈당 부하의 기준치를 찾으면 유용하다. 일일 음식 섭취량을 수첩에 적거나, '마이피트니스팔(MyFitnessPal)' 같은 음식 추적 앱을 사용해 기록하는 것도 좋은 방법이다. 1년 후 식습관이 개선되고 투약을 중단하게 되면, 혈당 부하와 그에 따른 인슐린 수치가 훨씬 더 건강한 수준에 도달해 있을 것이다.

식습관 변화를 한 번에 모두가 아닌, 하나씩 단계적으로 해나가라고 조언하고 싶다. 약을 투여받는 동안에는 식욕이 떨어진 상태이므로 변화를 이루어내기가 훨씬 더 쉽고 음식에 대한 갈망도 크게 줄어들 것이다. 이런 방식으로 GLP-1 작용제를 현명하게 활용하면 장기적 이점을 얻을 수 있다.

30일간 도전

각 식습관 변화를 30일간의 도전으로 삼을 수 있다. 진행상황표 같은 시각적 도구를 사용해 변화 과정을 추적해보자(204쪽에 있는 예시 참고). 각 도전이 끝날 때마다 자신에게 보상을 주는 것이 좋다. 각 도전을 완료하고 나면 그 식습관을 계속 유지해야 한다.

30일 연속으로 도전할 세 가지 목표는 다음과 같다.

1. 설탕을 함유한 음식 먹지 않기. 슈가스마트(Sugar Smart)를 비롯해 이런 식품을 확인하는 데 도움을 주는 앱을 활용한다.
2. 초가공 식품 먹지 않기.
3. 식사 사이에 간식 먹지 않기.

치료가 끝나갈 무렵, 투약량을 차츰 줄이고 음식 섭취가 늘기 시작할 때에는, 일일 혈당 부하를 100g/day 미만으로 유지해야 한다는 점을 기억하라.

오메가 프로파일 재설정하기

식단에 포함된 오메가-6와 오메가-3의 비율은 몸 안에 직접 영향을 미친다. 서구식 식생활에 노출된 사람들은 대부분 건강에 덜 좋은 오메가-6를 더 많이 섭취하여 15:1을 초과하는 건강하지 못한 비율을 보인다. 이러면 인슐린 신호 전달과 염증 모두에 문제를 일으켜 렙틴 저항성이 생기고 본연의 체중 조절 기능이 망가진다.

GLP-1 치료 기간에는 오메가-6를 섭취를 줄이고 오메가-3을 늘리는 것이 매우 중요하다. 식단이 변하면 몸의 오메가 비율도 건강한 상태로 바뀔 것이다. 목표로 삼을 오메가-6와 오메가-3 비율은 약 4:1이다. 투약을 시작하기 전에 현재의 오메가 비율을 확인해두면 유용하고, 그런 다음에 6개월 간격으로 진행 상황을 추적 관찰하라. 가정용 검사 키트를 이용할 수 있다.

식단 변화에서 가장 중요한 점은, 오메가-6를 과도하게 함유한 식품을 제한하는 것이다. 여기에는 식물성 유지로 조리되거나 식물성 유지를 함유한 식품이 포함된다. 식단 변화 후에도 오메가-6가 여러 달 동안 세포벽에 붙어 있을 수 있다. 따라서 식단 변화가 몸 안에 반영되기까지는 최대 1년이 걸리기도 한다. 이 과정이 답답하게 느껴질 수 있겠지만, 인내심을 가지길 바란다. 건강한 오메가 지방산 비율을 지닌 상태에서 투약을 중단할 수 있다면, 몸의 신진대사가 더 좋아지고 인슐린이 정상적으로 일하며 염증 수치도 낮아질 것이다. 그 결과 당신은 전혀 다른 사람이 될 것이며, 눈에 띄게 달라진 건강을 느낄 수 있을 것이다.

수면

질 낮은 수면은 '그렐린'이라는 배고픔 호르몬을 교란시켜 다음 날 더 강한 식욕을 불러일으킨다. 또한 수면 부족은 코르티솔 수치를 증가시킬 수 있고 더 심한 배고픔을 유발한다.

수면 시간은 7~9시간을 목표로 하라. 천연 수면 호르몬인 멜라토닌은 주변 빛의 감소에 반응해 뇌에서 생성된다. 예정된 취침 시각 한 시간 전에 조명을 어둡게 하면, 멜라토닌을 활용해서 수면에 도움을 받을 수 있다. 이 시간 동안에는 컴퓨터, TV, 스마트폰에서 나오는 빛을 피하라. GLP-1 치료를 받는 1년 동안, 저녁 루틴이 몸에 밴 습관으로 정착되어야 한다.

스트레스

스트레스와 불안은 코르티솔 수치를 증가시켜 인슐린 상승을 유발한다. 살면서 어느 정도 스트레스를 받는 것은 정상이지만, 스트레스를 과도하게 받으면 체중 설정값에 영향을 줄 수 있다. 그럴 경우에는 가족에 관한 일이든 재정이나 업무에 관한 일이든 스트레스의 원인을 확인하고, 그것을 줄일 전략을 세워야 한다.

격렬한 운동은 스트레스를 완화하는 훌륭한 방법으로, 코르티솔을 감소시켜 인슐린 수치를 정상화하는 데 도움을 준다. 스트레스가 문제라면 운동이 해결책일 수 있다.

이 책에서 다룬 호흡, 명상, 시각화 기술을 활용해, 긴장된 상태에서 벗어나 자연스럽게 이완하는 능력을 길러보는 것도 중요하다(예를 들어 209쪽 '긴장을 이완하는 도구상자' 참고). 스트레스 수준을 자연스럽게 제어할 수 있다면 스트레스성 음식 섭취에 의존할 가능성도 줄어들 것이다.

악순환 끊기

이 책에서 우리는 인간이 풍부한 열량을 지닌 달콤하고 다채로운 음식을 선호하도록 설계되었다는 사실을 배웠다. 이러한 특성은 우리 조상들이 생존하고 성장하는 데 도움을 주었지만, 현재의 식품 환경에서는 오히려 약점으로 작용하고 있다. 식품 산업은 자연식품보다 더 강한 보상의 느낌을 주는 가공식품을 제조해왔다. 그러나 가공식품에 포함된 성분은 그 식품을 섭취한 사람의 렙틴 신호 전달 시스템을 차단해서 체중 증가와 건강 악화를 유발한다. 그 결과, 건강에 해로운 식습관과 가공식품에 대한 강한 중독 현상이 생겨난다. 한번 이런 악순환에 빠지면 가공식품에서 벗어나기가 매우 어렵다. 이런 식품을 좋아하고 갈망하는 것은 우리 잘못이 아니라 원래 우리가 그렇게 태어났기 때문이다. 이런 가공식품은 많이 먹을수록 더 먹고 싶어지므로, 이 순환 고리를 끊는 일이 무엇보다 중요하다.

GLP-1 작용제는 가공식품과 단 음식에 대한 갈망을 줄여줌으로써 가공식품에서 벗어나는 과정을 훨씬 더 수월하게 해준다. 이 약물을 현명하게 활용하는 방법은, 체중 감량을 위한 수단으로 사용하는 것뿐만 아니라 습관 변화를 돕는 도구로도 이용하는 것이다. 내 환자 중 많은 사람이 이 약을 투여받고 나서 중독에 대처하기가 훨씬 더 쉬웠다고 보고한다. 알코올을 더는 갈망하지 않게 되었고, 담배를 끊기도 훨씬 더 수월했다고 말한다.

투약 중단하기

GLP-1 작용제를 중단하면 식욕이 다시 증가할 수 있다. 앞에서 짚어보았듯, 식욕은 뇌가 선호하는 체중 설정값 쪽으로 몸을 되돌리기 위해 사용하는 핵심 조절 수단 중 하나다. 하지만 이 책에서 권장하는 식단과 습관의 변화를 지속적으로 실천한다면, 투약을 시작했을 때보다 자연적인 체중 설정값이 상당히 낮아질 것이다. 투약 중에 형성된 체중이 다시 증가할 수 있지만, 이는 뇌가 새로운 설정값에 적응하는 과정이며, 그에 따라 일시적으로 식욕이 증가할 수 있다. 그러나 새로운 체중 설정값에 도달하고 나면 식욕은 차츰 안정된다. 장기적으로는 오메가 지방산 프로파일이 개선되고(2년이 걸릴수 있음) 신진대사 기능이 향상되면서 추가적인 체중 감량을 기대할수도 있다.

미디어에서 GLP-1에 관한 많은 논쟁이 벌어지고, 어딘가에서는 유언비어가 떠돌기도 한다. 나는 체중 감량 분야에서 일하는 의사로서, 위에서 언급된 방법대로 약을 활용한다면 이 치료 방법이 일부 환자들에게 유용한 도구일 수 있다고 생각한다. 우리를 둘러싼 힘겨운 식품 환경이 뇌와 몸에 미치는 영향을 고려할 때, 꾸준한 생활 방식 변화의 일부로 이 약을 활용했으면 한다.

감사의 말

내 첫 번째 저서 『식욕의 과학』이 성공을 거두고 나서, 출판사와 저작권 에이전트는 내게 후속작을 쓰라고 끊임없이 설득했습니다. 하지만 문제는 내게 새로운 아이디어가 없다는 점이었습니다. 이런 상황은 요르단인 친구 사머 알 슈레이데와 대화를 나눈 후 달라졌습니다. 우리는 체중 감소와 건강을 유지하는 데 필요한 심리적 적응에 관해 많은 이야기를 나누었습니다. 사머, 나의 두 번째 책에 영감을 준 통찰력과 우정에 고마운 마음을 전합니다.

부단한 조언을 보내주고 이 책의 진행을 안내하며 도와준, 펭귄 라이프(Penguin Life)의 기획 편집자 제이미 버켓에게 특별히 감사합니다. 향후 이 책이 전 세계 독자에게 닿을 수 있도록 도와줄, PFD의 저작권 에이전트 엘리자베스 셰인크먼에게 미리 고마움을 표합니다.

의료 커뮤니케이션과 장기적 전략에 대해 안내해준 앤지 프랭클린(@therubicon)과 말콤 윌렛, 이 책의 중요한 개념에 생기를 불어넣어 준 훌륭한 일러스트를 그려주어 고맙습니다. 이 책에 관해 대화와 열정과 아이디어를 나눠준 시마 얄라만칠리, 뮌처 무굴, 아비 스티븐슨, 사티쉬 차트와니, 벨라 제임스, 엘라 헤르시 파라, 앨윈 시즈에게 감사의 마음을 전합니다.

그리고 셰프들에게 감사합니다! 헨리에타 코탐, 오드리 존슨, 제니퍼 라피쉬, 파비 프라기에르(fabipragier.co.uk), 리아 비르주(cookingwithria.com), 구스토가 레시피에 도움을 주었습니다. '점심 싸다니기'를 제안해준 영양학자 동료 캐서린 월러에게 감사합니다.

유니버시티 칼리지 런던 병원의 동료인 마안 하산, 윈트 몬, 제임스 홀딩, 안드레아 푸치, 레이첼 배터햄, 마르코 아다모, 모 엘칼라아위, 해리 마카키스! 우리의 훌륭한 팀워크와 지원에 늘 감사합니다.

체중 설정값 이론이 더 많은 의료 전문가에게 퍼지도록 도와준 다큐멘터리 〈비만: 거대한 진실(Obesity: The Big Truth)〉의 제작에 이브 카일리와 닥터 조르지오스 디미트리아디스가 꾸준히 애써주었습니다. 아랍에미리트에서 함께해준 외과 동료인 닥터 안드리아나 로툰도와 그녀의 남편 플린의 열정과 격려에 감사합니다. 정신과 고문의 닥터 디나 엘샤마는 마음이 작동하는 방식에 대한 통찰력을 주었습니다. 프렘 로보와 알리아 푸스트는 웹과 마케팅에 도움을 주었습니다. 모두 감사합니다.

저술, 외과, 법의학 업무를 하는 내 사무실이 효율적이고 생산적으로 운영되고 있는 것은 오로지 뛰어난 의사동료(PA) 나탈리 콜 덕분입니다. 이 책을 쓰는 중에도 잘 운영해주어 고마워요.

마지막으로 항상 유머와 맛있는 음식으로 나를 지지해주는 가족에게 한없는 감사의 마음을 전합니다! 그 모든 사랑에 감사합니다.

음식은 어떻게
우리 몸을 바꾸는가

초판 1쇄 발행 2025년 6월 20일

지은이 | 앤드루 젠킨슨
옮긴이 | 표미영
펴낸이 | 조미현

책임편집 | 박이랑
디자인 | 디스커버
마케팅 | 이예원, 공태희
제작 | 이현

펴낸곳 | 현암사
등록 | 1951년 12월 24일 (제10-126호)
주소 | 04029 서울시 마포구 동교로12안길 35
전화 | 02-365-5051 | 팩스 02-313-2729
전자우편 | editor@hyeonamsa.com
홈페이지 | www.hyeonamsa.com

ISBN 978-89-323-2431-9 03510